# 世界中の億万長者がたどりつく「心」の授業

HOW TO MOVE INTO A BEAUTIFUL STATE

Nami Barden
河合克仁

すばる舎

# はじめに

日本から飛行機で約12時間、インドの東部に「チェンナイ」という街があります。空港を降りた瞬間から人がひしめき合い、道路には牛と車の大渋滞。

雑然とした街の中をタクシーで（恐ろしいスピードで）走ること2時間……そんな場所に、世界中から人が集まるスクールがありました。

その名はワンワールドアカデミー。ここは、「心を学ぶ」ための学校です。プログラムは5日間という限られた期間で、事前に詳細を知らされることはありません。経営や投資を学ぶ、マーケティングやビジネスモデルを学ぶ、という教室ではないのですが、開催されるたびに世界中から100人近い人が集まります。**しかも、集まるメンバーがただ者ではないのです。**

たとえば、**「フォーブズの長者番付に入るクラスの大富豪」「世界的企業の経営者」「第一線で結果を出し続ける機関投資家」「トップアスリート」「ハリウッドスター」「カリスマモデル」「名門大学の教授」「コーチングの大家」**など……そのような、一流どころではない、超一流の人々がわざわざインドに出向き、心を学ぶのです。

私（河合）は、この本の共著者であるナミ・バーデンさんと出会い、初めてその存在を知った1人でした。ナミさんはワンワールドアカデミーから指導者として認定された人で、彼女いわく、

・「今さら心を学ぶなんて……自分はそんなに弱い人間ではない」
・「合理主義なのでマインドの領域には興味がない」
・「家族に誘われてしぶしぶ来ただけ」

そんな疑心暗鬼の参加者もプログラムが終わる頃には、

**・「こんな穏やかな気持ちは初めてだ……」**
**・「ずっとモヤモヤしていた原因がはっきりして、ネガティブな感情が消えた！」**
**・「これが幸福という感覚なんだろうか！」**

と一様に感激し、気づきを得て、心を豊かにして、各々の国に帰っていくというのです。ナミさん自身もその体験に深く感動し、講師の資格を得るまでになったのだと言います。

そんな話を聞き、

「大げさなことを言ってるんじゃ……」

「本当にそんなすごい人が集まっているのか？」

「本当だとしたら、とんでもないことが学べるんじゃないのか……」


と、半信半疑で「心の授業」を受けてみることにしたのです。


私が参加したのは2018年の2月のこと。その場には、ヨーロッパ、アフリカ、アメリカ北部、アメリカ南部、オーストラリア、そしてアジアと、総勢70名の参加者が集まっていました。

参加者の職業は、**海外大手企業の経営者、大物投資家、数百万単位の読者を持つブロガー、著名なカウンセラー……また、身分を隠して参加していた、とあるアラブの国王のご**

**子息**までメンバーは多彩。肌の色も、語る言語も違い、英語を話せない人は通訳を連れて来ていました。

そう。噂どおりに、超がつく一流の人たちが、わざわざインドまで来ていたのです。それは衝撃的な光景であり、すごいところに来てしまったな……という感覚でした。

心の授業は、生徒全員が座椅子に座り、インド人の先生の話を聞くところから始まります。元お坊さんだという先生たちの物腰はやわらかでありながらも、凛《りん》とした姿勢と、吸い込まれそうなほど透き通った瞳を持っています。

そんな先生たちが話してくれたのは、心とは何か、感情とは何か、人とは何か……など、私たちが日常に忙殺される中で、無意識のままに放置してしまっていることを思い出させてくれるものでした。

そして私たち参加者は、**自分自身と向き合う時間を得て、自分が今抱えている問題や感情、それらを含めた自分の生き方の整理を始めた**のです。

ありあまるほどの富を持つ億万長者も、世界のトップレベルで結果を出している凄腕のビジネスマンたちもそれぞれに自分と向き合い、ウィズダム（知恵の講義）やメディテーション（瞑想）などのプログラムを通して心の深い部分に意識を向けていきます。

もちろん最初は、「自分には関係のない話だ」という人もいます。

ましてや、参加者は徹底的に合理性を追求し、激烈な競争の世界で生き抜いてきたエリートばかり。自分が生きてきた道へのプライドや、人に弱さを見せてはいけないという思いなどもあります。苦しみながら必死に成功体験をつかんできた、という人も多く、全員が初めから積極的だったわけではありません。

しかし、彼らの表情も次第に穏やかになっていき、時には感動の涙さえ流し、「幸福とはこんな感覚だったのか」と価値観が逆転するほどの衝撃を受けて帰っていくのです。

いったい、何を学ぶとそんなことが起きるのでしょうか？

私たちが「心の授業」で何を学んだかというと、一言でいえば**「心を苦悩の状態から、美しい状態に戻す方法」**です。

たとえば、失敗を恐れたり、落ち込んだり、イライラを人にぶつけたくなったり、自分より成功している人を見るとうらやましいと思ったり、自信をなくしたり……。

そのようなネガティブな感情や自信の喪失、悩みは、なぜ起きるのか？

心の授業では、それらは「すべて自分の問題である」と教えてくれます。

相手がどうこう、環境がどうこうなのではない。心に起きるすべてのことは自分の問題である。他人をどうするかではなく、自分のあり方に目を向けることで問題を解決していくことができるのだということを、時間をかけて学んでいくのです。

人への苛立ちなど、どう考えても相手を変えるしかない、というような状況でさえも、心の中に意識を向け、奥底に潜む苦悩の正体を見つめていくと、本質的なところは他人の問題ではないことがわかります。

そして、その正体を特定することで、**それまで悩んできたのが何だったのだろうと思うくらい思考がクリアになり、憑《つ》きものが落ちたように心がきれいに晴れる**瞬間が訪れるのです。

仕事や家庭での人間関係、仕事へのプレッシャー、お金の問題、老いや病気への不安、何十年も悩み続けてきた親との関係など、どんな問題を抱えていたとしても、根本的に解決することができるのです。

酸いも甘いも経験してきた億万長者たちや、誰もがその実力や存在を認める一流たちが、なぜ心の学びにたどり着くのか?

その答えは、**自分の心を知ることから、すべてが始まるから（本来のスタート地点だから）**なのです。

どれだけの成功をおさめていても、環境に恵まれていたとしても、自分の心と向き合い、克服をしなければ、人は苦悩からは脱することができない。真の満足感など得られないのである――そんな事実と、その心の葛藤を解消する具体的な方法を教えてくれたのが、「心の授業」でした。


本書は、そんな世界の億万長者たちが学んできた心の授業のエッセンスをふまえ、より再現性のあるシンプルな方法でお伝えできたら、という思いのもとにつくられたものです。

その方法は**「4つのステップ」というメソッドに集約されており、いつでもどこでも、自分1人の力で実践できるもの**になっています。

この4つのステップで行うことは、たとえば「プラス思考になろう」といった自己暗示的な解決方法ではありません。

私たちの感情や習慣を生み出している「心の奥底（潜在意識）」に目を向け、張りついている鎧《よろい》をはいでいき、本来の美しい心の状態を取り戻す、という手法です。**心の葛藤を根**

**本から解消できるので、即効性と持続性があり、慣れればわずかな時間で苦悩の心から美しい心の状態に戻すことができます**（詳しくは、第2章から解説していきます）。この方法を覚えれば、誰でも心と向き合うことができ、よりよい状態で日々を過ごすための強い味方になってくれるはずです。

私（河合）はガイド役として、序章と経営者インタビューを通した事例紹介を担当し、実践パートをナミさんが解説していきます。実例もふんだんに交えながら、心を美しい状態に戻す方法をお伝えしていければと思います。

私自身、東京に戻ってきて心の授業で学んだことを実践してみると、心の状態だけでなく、仕事やプライベートにもさまざまな変化が訪れています。

たとえば人と比較したり、人によく思われようとするための行動が減り、自分が目指したい働き方、生き方に向き合えるようになりました。すると、「付き合いのための時間」がなくなり、大切にすべき仕事がはっきりし、家族といる時間も増えました。また、これまでつながりたくてもなかなか縁のなかった方々から逆にコンタクトがあったりと、仕事の成果に直結することも不思議と増えてきたのです。

心のあり方を学ぶことは、仕事の生産性を高めたり、実生活の問題を改善したりするには遠回りなことだと考えられがちですが、そうではありません。

**公私にわたる人間関係はもちろんのこと、トラブルへの対処、仕事への集中力やモチベーション、目標や計画の立て方、重要な判断を下すとき、困難があったときの気持ちの持ち方など、あらゆる場面で活きてくる**のです。

心が平和な状態ならば難なくできることも、たとえば打ち合わせの直前にクレームのメールを受け取ったり、朝にパートナーと大ゲンカをしてしまったときなどには、なかなか目の前のことに集中できません。

また、常にマルチタスクに追われ、こなしてもこなしても仕事が増えていってしまう。いつまで経っても本当にやりたいことができない。そんな状況でさえも、**本書で紹介する4つのステップを実践することで、確実に解決していけます。**

本書は、常に慌ただしい生活の中で、みなさんが今よりも満ち足りた気持ちで日々を送れるようになれれば、そんな願いを込めてお送りします。どうぞ、お楽しみいただけましたら幸いです。

世界中の億万長者がたどりつく「心」の授業　目次



Contents

第2章

# 美しい心をつくる4つのステップ

## 第3章

# あらゆる苦悩は解消できる

Contents

第4章

# しがみついている理想像に気づくには

第5章

# 心をメンテナンスするためのメディテーション

本文デザイン／斎藤 充（クロロス）
本文イラスト／大塚 砂織

序章

# 億万長者は、なぜ「心」を学ぶのか

How to move into a Beautiful State

# 世界のエリートたちが「誰にも明かせない本音」とは

## 深夜に成功者たちが冗談交じりに語る「心の葛藤」

私（河合）は、この十数年で何千人もの経営者やプロフェッショナルに接する機会に恵まれてきました。

仕事で圧倒的な結果を残し、周囲にも認められているエリート、無数の企業の中でも数えるほどしかいない上場企業の創業経営者などなど、周囲からは「成功者」として見られ、悩むようなことがあるのか？　と思ってしまうような方々です。

ところが、彼らとの付き合いが深くなるに連れてこんな声が聞こえてきます。

・「それなりのお金を手に入れたら幸せになれると思っていたのに、むしろそれを失うことへの心配が増えた。幸せとは何なんだろうね……」
・「もう俺は家ではいないことになってるんだよ（笑）。娘のためにと思って必死に結果を出して、やっと家族のためにってときに、娘が目も合わせてくれなくてさぁ……」
・「最近、社員に〝ちょっといいですか〞って言われるたびに、また会社をやめたいって言われるんじゃないかって思っちゃうんだよね……（笑）」

冗談交じりに話される彼らの言葉の真意が、20代でがむしゃらに働いていた当時の私にはよくわかりませんでした。

家庭での時間や対人関係、自身の健康など、多少の犠牲なくして成功には近づけない。それがプロフェッショナルの証拠であり、よりよい仕事をするためには仕方のないことだろうと考えていたのです。

ところが自分も家庭を持つようになり、40代が目前に迫った今、ふとした瞬間に彼らの言葉を思い出すようになってきました。

メンタルが強く、圧倒的な才覚を持っていた（と周囲の誰もが思っていた）経営者が急病で退任。業界の第一線で活躍していた人が、ハードワークがたたって体を壊し、帰らぬ人となってしまった……身近でそうしたことが起きるようになり、かつて聞いた言葉がよみがえってくるのです。

実際、厳しい競争社会で戦っているビジネスマンたちと深い部分で話をしていくと、会社の売上や利益よりも、社員の退職、ビジネスパートナーや家族関係の問題を原因にした心の葛藤のほうが大きいと言う人もいます。

また、「この前誘われたパーティーで、俺よりずっと若い人がすごい活躍しててさぁ。今までのやり方で本当によかったのかって思っちゃったんだよね……」と漏らしたのは、ある上場企業の創業経営者の方でした。

年齢も立場も関係なく、それぞれが心の葛藤を抱えているのです。

## 何をしていても、つきまとう苦悩

しかし、その心の苦しさはどこにもぶつけようがありません。立場上、部下や周囲の人に弱みを見せて相談するわけにはいかない。**ましてカウンセリングなどに行っていることを周囲に知られると「大丈夫?」「やばいんじゃない?」とまわりから（過剰に）心配されてしまう。**

誰にも相談できず、解決の糸口も見えないからこそ、夜遅くまで飲み歩き、クラブの女性たちに心の癒しを求める……という人も少なくありません。そして、それが「あたりまえ」とされてきたのがこれまでの日本社会です。

これは女性も同様です。完璧に仕事をこなすことは当然で、それに加えて周囲から求められる女性らしさの両立や、家庭では妻や母としての役割……さまざまなタスクに追われて、いっぱいいっぱいになっています。

久しぶりに会った友人に悩みを話すことができたとしても、結局は表面的な会話だけで終わってしまい、解決までには至らない（それ以上は重過ぎるので話せない）……。そうして、奥底の悩みは誰にも打ち明けられません。

年に1～2回の有給休暇で海外旅行や温泉旅行をすることを目標にがんばって働いていますが、**念願の休暇中、旅先で思い出すのは残してきた仕事や部下、返信できないメールやチャットのこと……。**

多くの現代人は仕事に追われ、家庭のことに追われ、振り返る時間もないままに日々を過ごしています。

私自身、仕事と家庭や健康、結果と幸福を両立させる働き方はできないのだろうか？

そんな疑問がずっと浮かんではいましたが、**「とは言え、やることはたくさんあるし、深刻に考え過ぎないようにしよう」と見て見ぬふりをしてきました。**

「どこかおかしい」「何とかしたい」と心のどこかでは思いながらも、しかし問題の根本的な解消法がわからないので、結局いつもそのままに。

そしてそれは、まわりからすれば「強い」「すごい」と思われている人たちでさえも同じなのです。普段は閉じている心のふたを開けてみれば、奥底には解消できない葛藤を抱えています。

### もがいているのは、日本人だけではない

では、日本人以外はどうでしょうか。心の葛藤に苦しんでいるのは、日本人特有の話なのでしょうか？

いいえ、そうではありません。**世界の人たちも同じ葛藤を抱え、しかし「どうすればいいかわからない」状態で毎日を過ごしています。**

世界でもっとも優秀な大学の1つであるスタンフォード大学。ここでマインドフルネスを教えているスティーヴン・マーフィ重松先生は、スタンフォード大学の学生たちを「水

面に浮かぶカモ」にたとえて〝ダックスシンドローム〟であると言います。

水に浮かんでいるカモは水面を優雅に泳いでいるように見えますが、水面下では必死に水をかき続けています。同じように、頭脳明晰で人生がうまくいっているように見える学生たちも、心の内では大きな葛藤が渦巻いており、もがいている状態だと言うのです。

たとえば、**「勉強もスポーツもできて、明るくて、ユーモアあふれる素晴らしい人を演じなければいけない」、「どんなときも素敵な人でいなくてはいけない」**という、トップエリートの世界独特の同調圧力のようなものがあり、本来の自分とのギャップに悩んだり、人生の目的がどこにあるのだろうか？　と迷ったりしています。

ベテランのビジネスマンたちも同様で、たとえば投資家のウィリアム（仮名）さんは40代にして年間数十億ドルもの利益を上げる起業家で、インドで「心の授業」に参加した人の1人です。

家庭では2人の子どもに恵まれ、家族関係も良好。開放的でユーモアにあふれた楽しい父親であり、さらにスポーツマンとして体を鍛えることも忘れません。その姿は、周囲からすれば「完璧な人生」そのものです。

しかし、彼の心の奥底では**常に「もっと、もっと」というさらなる成功を求める声がや**

**みません。**1つのプロジェクトで成功をおさめた途端、また次のプロジェクトを手掛け、成功を求め続けてきたのです。

しかし、なぜその欲求が湧いてくるのか自分でもわからず、わからないままに成功を求めて走り続ける日々。それは決して幸福なものではなく、空虚感や焦りでいっぱいだったと言います。

## なぜ、億万長者たちはインドに向かうのか?

そう。どれだけ優秀で完璧だと思われるような人々でも、内側では「もっとこうあってほしい」「自分の人生はこれでいいのか?」という願望や葛藤を抱えています。そこに日本であるか、海外であるかという違いはありません。

経済的な豊かさや社会的な信用は十分に得たという億万長者が、インドまで行って心を学ぶ理由は、そこにあります。

どれだけ資産を得ようと、激しい競争に勝とうと、有名になろうと、素晴らしい家族がいようとも、**自分自身の心を理解し、心が快適な状態を認識しなければ、真の満足感を得ることはできない**のです。

自分の本心に向き合うことなく日々を過ごしていくと、ますます結果やお金に執着をしてみたり、お酒やドラッグ、また刹那的な快楽にのめり込んだりします。また、じっとがまんを続けた結果、最後にはがまんが効かなくなり爆発する、心身が負荷に耐えきれず病に倒れてしまう……といったことが起きてしまうのです。

「夢や目標に向かってがむしゃらに努力をし、結果を出すこと（富や名声を得ること）が成功である」「人と比べて成功者でなければならない」といった価値観は、もはや多くの人が共感できるものではないでしょう。

しかし、そう感じながらも、現実ではその価値観から脱出できていません。他人と収入やステータスを比べて一喜一憂したり、自分よりよい人生を送っている（ように見える）人をうらやんだりしてしまいます。

私たちが本質的によりよい仕事・人生を追求していくには、そんな**心の葛藤を認め、自分自身を知り、克服していく必要がある。そうでなければ、幸福感や満足感を味わうことはできない**――そう気づいた人々が、本質的な意味で「心」に目を向け始めています。

心に起きる葛藤の原因はどこにあるのか？　どうあれば快適であるのか？　そうして自分に向き合っていくことで、「心の授業」は始まっていきます。

# 億万長者たちが学んだ苦悩を解消する「4つのステップ」とは

## 世界最先端の企業が取り組み始めていること

本書を書くことになった経緯の1つに、シリコンバレーで働く人々へのインタビューや会社訪問などを度々してきたことがあります。

世界最先端のビジネス現場では、「自分の心を整える時間」や「自分らしい生き方の追求」をしていくための考え方、ロジック（研究論文や効果測定などのデータ）、制度や設備が整えられていました。

たとえばツイッターの共同経営者であるエヴァン・ウィリアムズは、オフィスのど真ん中にメディテーション（瞑想）とヨガができるスペースを設け、週に数回マインドフルネスとメディテーションのワークショップを社員向けに実施しています。

グーグルも社内に瞑想ルームを設置しているのは有名ですが、それだけではなく「サーチ・インサイド・ユアセルフ」という機関を設けて〝今、このとき〟に意識を向けることを学ぶクラスを社員向けに提供しています（ちなみにグーグルでは役職者ほど瞑想ルームの利用頻度が高いそうです）。

また、前項でも例に出したスタンフォード大学にも数億円かけて建設された瞑想施設があり、学内にマインドフルネスを教える教授がいます。

「経済的豊かさを追求するだけでは、人間は満足するようにできてはいない」「よりよい仕事をするためには、心の安定が必要である」と、数々の施策が取り入れられています。

## スポーツの世界ではよくても、ビジネスでは受け入れられづらい「心の習慣」

そのような取り組みがある中、日本のビジネスの現場ではどうでしょうか。

以前、上場企業の経営者を中心に那須塩原で別荘を借り、断食を行う研修プログラムを実施したときのことです。日々仕事に忙殺され、課題やストレスの絶えない彼らにとって、自分自身と向き合い、自分を見つめ直す時間は「本当に貴重でいい時間だった」「あらためて今の環境に感謝の気持ちが湧いてきた」と言ってもらえたのですが、しかし……

・「でも、明日から朝礼で5分間の瞑想をしようと思う、なんて言ったら社内がどよめきそうだよね」
・「社長、変な宗教入っちゃったんですか？　とか言われちゃうね（笑）」

という声が……。

そう。これがスポーツの世界であれば、試合が始まる前にルーティンとして儀式を行うチームがあったり、自分の世界に没頭するために瞑想をすることはよく見られますが、**ビジネスとなると途端に、「心を整える」＝「宗教的」「気味が悪い」といったイメージがつきまといます。**

まだまだビジネスの現場と心の問題はなかなか噛み合わず、折り合いがついていないのが現状のようです。

**あらゆる苦悩を解消する「4つのステップ」**

では、どうすればよいのでしょうか？

それは、**現実の世界で使える地に足の着いた方法を学び、実践すること**です。

瞑想に没頭し、精神世界に浸って無の境地になろうとする必要はありません。かと言って、心の叫び声を無視してひたすら戦い続ける必要もありません。

本書でお伝えするのは、**心を整える「4つのステップ」**。この4つのステップとは、「心の授業」で世界の億万長者たちが習ってきた学びを凝縮し、誰でもすぐに実践できるように、シンプルなメソッドに体系化したものです。

どんなに大きな悩みも、言いようのない不安も、ふと湧いてくる怒りも、たった4つのステップを習慣化していくことで、必ず解決することができます。

そのステップとは、

**①自分が苦悩の状態であると気づき、**
**②深層意識にある心の声にしっかりと耳を傾け、**
**③悩みの本当の正体を特定し、**
**④美しい心の状態で、正しい行動を選択していく**

というもの。

たったこれだけで、私たちが抱えている悩みのすべてを解決に導くことができます。たとえば、人に嫌味を言われたときのイライラといった小さなものから、**何十年も悩み続け、さまざまな専門家に頼ったにもかかわらず、考えても考えても解決できなかった心のモヤモヤ、といった根深い問題も解決可能**です。性別、年齢、経験や国籍も関係ありません。心の奥底に眠っている苦悩の本質を解消していくので、どんな問題も片づけられるのです。

この方法を覚えてしまえば、自分で自分をカウンセリングすることができます。心理カウンセラーやコーチングの指導を受ける必要もなければ、将来のアドバイスを得るために占い師やスピリチュアルな専門家に相談する必要もないのです。

## 苦悩の状態から、美しい心の状態へ

人は本来、どんな生活をしていたってよいのだと思います。

自分の時間や家族、健康を犠牲にしてまで結果にこだわる必要はありませんし、夢がなくたっていい、結婚をしなくても、子どもがいなくてもいい。収入だって本来は比較すべきものではありません。

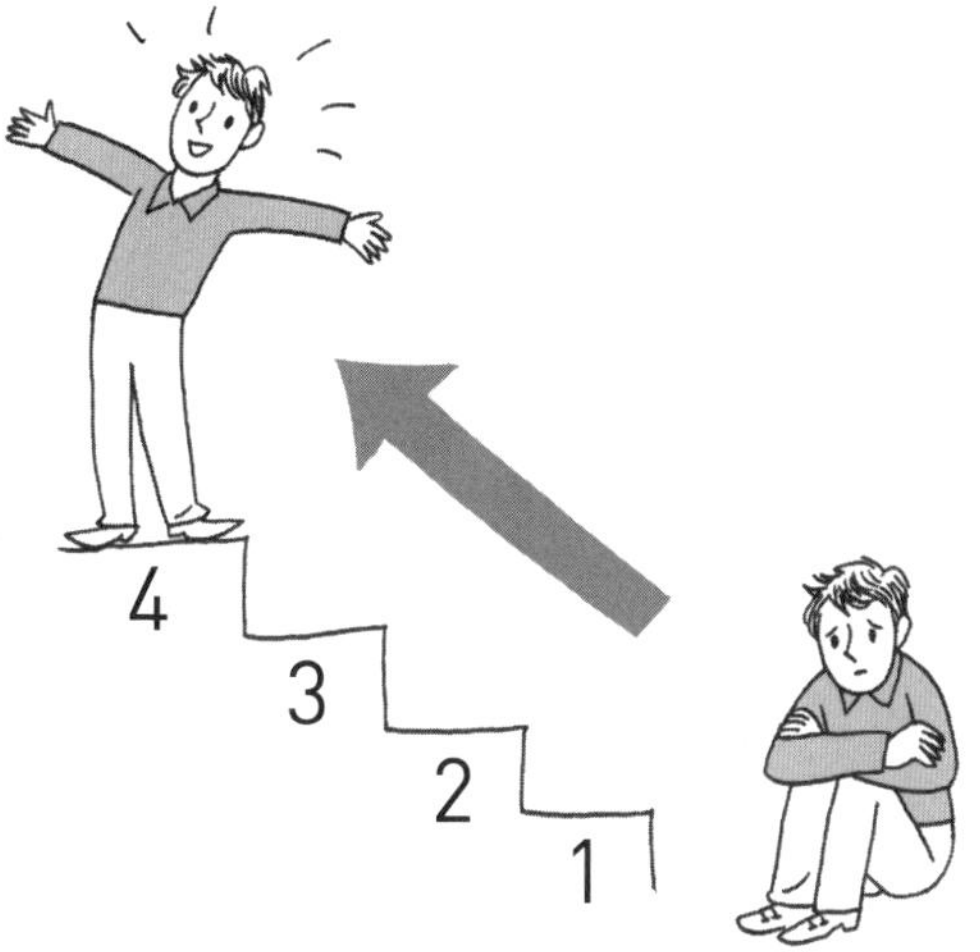


**しかし、比べずにはいられない。それは、「心の葛藤の正体」がわかっていないから。どうすれば自分の心が満たされるか知らないから**なのです。

その状態は「苦悩の状態（Suffering State）」に入っている証《あかし》であり、将来や過去のことに意識が飛びやすくなり、ネガティブな感情が湧きやすくなります。

苦悩の状態にいる時間が長くなると、目の前に霧がかかったように、自分の望み・やりたいことも見えず、どんな行動を起こしていいかすらわかりません。

そんな状態を、４つのステップは解消することができます。心の奥に目を向けて、心を美しく平和な状態（Beautiful State）に戻せるのです。

当然ながら、人生には望ましいことも望ましくないことも起きます。「いくら努力してもうまくいかない」と、不運が続いてしまうこともあるでしょう。

そんなときでも、心を美しい状態に戻す術《すべ》を持っていると、起きた出来事（仕事がうまくいかない、パートナーとケンカが絶えない、日常で嫌なことをされた……など）によって一喜一憂する必要がなくなります。

**起きた出来事によって自己評価を変えることなく、「それでも、私は私のままでいい」という強い自己肯定感を持ち続けることができます。**

本当にたった4つのステップでそんなことができるのか？　その具体的な方法を見ていきましょう。

## 本書で改善できる心の葛藤の例

| | |
|---|---|
| 1 | 仕事に追われていて、<br>常にあれこれ考えながら過ごしている |
| 2 | 将来のことを考えると不安でたまらなくなる |
| 3 | 過去の自分と今の自分を比べて<br>落ち込んでしまうことがある |
| 4 | 意地の悪い上司や同僚との関係に悩んでいる |
| 5 | 自分の求めるレベルにメンバーやチーム、<br>部下がついてこず苛立ってしまう |
| 6 | 仕事で結果が出ても、<br>不安や満たされない気持ちでいっぱいになる |
| 7 | 自分に自信を持ちたい |
| 8 | 休みの日にも仕事のことを考えてしまって<br>落ち着かない |
| 9 | 仕事と家庭のバランスが取れず、<br>家族とうまくいっていない |
| 10 | パートナーとケンカが続き、冷戦状態にある |
| 11 | パートナーからの愛情が足りておらず、寂しく感じる |

| | |
|---|---|
| 12 | 理想の相手が見つからず、<br>このまま独身で一生を終えるのかと思うと不安になる |
| 13 | いけないと思いながらも、<br>子どもに感情をぶつけてしまうことがある |
| 14 | お金がない、お金がもっとほしい、<br>とお金のことばかり考えてしまう |
| 15 | 親との関係を改善したいが、拒否反応が起きてしまう |
| 16 | 老いが怖く、受け入れることができない |
| 17 | 友人のＳＮＳを見て、<br>ネガティブな感情が湧いてくることがある |
| 18 | 病気、事故でつらい思いをしている |
| 19 | 思いどおりに物事が進まないとイライラしたり、<br>自己嫌悪に陥る |
| 20 | 憂鬱な気分が抜けず、ふさぎこんでしまうことが多い |
| 21 | いいときと悪いときの心の波を何とかしたい |

# 第1章

# 「苦悩の心」を「美しい心」に変えるには

How to move into a Beautiful State

# 「美しい心」と「苦悩の心」の違い

**あらゆるネガティブな感情を解決できる「4つのステップ」**

ここからは、私（ナミ）が、心を整える方法である「4つのステップ」について紹介していきます。

この4つのステップのやり方さえ知っておけば、**仕事でも、プライベートでも、人間関係から、お金にいたるまで、ふと湧き起こる衝動的な感情や、そこから生じる悩みもたちまち消えていく**……そう言ったら、信じられるでしょうか。

たとえば仕事で言えば、仕事内容への不満、数字のプレッシャー、上司との関係、部下への苛立ち、社内政治、取引先とのいざこざ、日常でのちょっとしたトラブル……悩みのタネは尽きないと思います。

またプライベートでは、パートナーへの不満やすれ違い、親との関係、子育て、体調や体型の問題、将来設計やお金のこと……多くの問題があり、ストレスとなっていることでしょう。

悩みとまでは言わないにしても、「何となく毎日が憂鬱」「やる気が出ない」「人生このままでいいのかと思う」と、生活に漠然と不安感を抱いたり、ふいに寂しさを感じたりしている人も多いと思います。

しかしながら、**人が抱えているすべてのネガティブな感情は、スッキリとさせることができます。**

「どうしようもない」と抱えていた頭の中のモヤが晴れたように明るい気持ちになり、思考が冴え、物事の本質をはっきりと捉えられるようになり、満ち足りた気持ちで毎日を送ることができる……そんな方法が、本書でご紹介する４つのステップなのです。

この４つのステップを実践していただくにあたり、まずは人の心とはどんなものなのか、その説明から始めさせてください。

## 心は、「2つの状態」で考えるとわかりやすい

喜び、興奮、嫉妬、怒り、自信喪失、悲しみ、孤独……と、人にはさまざまな心の状態がありますが、シンプルに追求していくと、心の状態はたった2つに分けられます。

それは、**「美しい心の状態」と「苦悩の心の状態」**です。

「美しい心の状態」のことをBeautiful State of Being、そして「苦悩の心の状態」のことをSuffering State of Beingと言い、この2つの意識状態の違いを知ることから「心の授業」は始まります。そして、「苦悩の心」を「美しい心」に変えていく方法を学んでいくのです。

## 美しい心の状態のとき、人は自分にとって正しい選択ができる

まず、私たちにとって理想的なのは「美しい心の状態」です。

美しい心の状態と聞いて、何を思い浮かべるでしょうか。

美しい心の状態とは、一般的に言われる「ポジティブシンキング」「プラス思考」とは意味合いが違ってきます。頭で考えて、ネガティブな感情をねじ伏せるように「ポジティブに物事を考えよう」とか、「プラス思考をしよう」としたところで生まれるものではありま

せん（ポジティブにしよう！　と考えている状態は、実はもうすでに苦悩の状態に入ってしまっているのです）。

**「美しい心」とは、心の底から生まれる「美しい意識状態」のこと**を言います。美しい意識状態をより具体的に表現すると、「心に何の曇りもないスッキリとクリアな感覚」で、この状態では、

・感覚が研ぎ澄まされ、人の心の機微や変化に気づくことができる
・思考がクリアになり、物事の判断が早くなる
・問題を解決するための画期的なアイデアが自然と出てくる
・人を批判することなく、受け入れることができる
・心の底から幸福感や満足感が湧き上がってくる
・虚勢を張ることなく素直な自分でいられる
・自然と感謝の心が生まれてくる

といった特徴があります。

このような意識状態になるシーンとしては、自分の子どもが生まれてきた瞬間、仲間と協力して（スポーツや仕事などで）成功をおさめた瞬間、登山で頂上にたどり着いた瞬間などが挙げられるでしょうか。

美しい心の状態のときには五感がフルで働き、いつもより感覚が研ぎ澄まされています。いつもと同じ景色でも色が鮮やかに見えたり、香りを強く感じたり、それまで気にも留めなかった風の心地よさを感じたりします。

たとえば苦労して山の頂上にたどり着いたとき、何の変哲もないおにぎりでさえ格別においしく感じられた、という経験はないでしょうか。美しい心の状態では、味覚さえも敏感になるのです。

なぜ、このようなことが起きるのでしょう？　それは、人が美しい意識状態にあるとき、その人は「将来」のことを考えるのでもなく、「過去」のことを考えるのでもなく、ただ「今この瞬間」に集中しているからです。

**目の前のことに集中しているときには、ネガティブな感情が一切生まれません。**「帰ったら何をしなければいけない」「今朝はこんなことがあった……」と、過去や未来に思いをはせて感情がかき乱れることはないのです。ただ純粋に今、目の前で起きていることを感じ、すべきことに没頭している状態なので、仕事も確実に早くなりますし、喜びや感動を味わいやすくなります。

このような美しい心の状態をつくろうというと、「瞑想で精神世界に没頭し、現実世界から逃避する」といったイメージを思い浮かべるかもしれませんが、そうではないのです。**「美しい心の状態」＝「無行動」ではなく、むしろ目の前で起きている問題に対して、すべきことが直感的に浮かび、迷わず判断できます。**そしてすぐさま行動に移ることができるのです。

重要なのは、「自分にとっての最善」を迷わず選択できるということです。バイアス（先入観）や常識、人の意見などに左右されることなく、「自分はどうしたいか」がはっきりとわかります。

戸惑いも躊躇《ちゅうちょ》もなく、自信を持って選択できるのです。仕事の計画、山積みのタスクの優先順位、重要な決断、あらゆる場面に通じてきます。さらに、相手やまわりのことを考える余裕も自然とでき、人との摩擦やコミュニケーションの問題も解決しやすくなっていきます。

心のあり方が変わっていくことで、仕事もプライベートも不思議なほどスムーズになっていくのです。

## 美しい状態でないときは、すべて苦悩の状態である

一方で、苦悩の状態とはどういうときでしょうか。

実は、前述した**「美しい心の状態」のときに感じられる平和で喜びに満ちた感覚がないときは、すべて「苦悩の心の状態」です。**これはイコール、ほとんどの現代人が、無意識のうちに苦悩の状態で生きているということになります。

日常の中で感じる怒り、悲しみ、悶々《もんもん》とする気持ち、寂しさ、気分が落ち込む、嫉妬する、自信がない、焦り、不安、傷ついた気分……こうした感情が出ているときは、漏れなく「苦悩の状態」に陥っているということです。また、「生きている感覚」「幸せ」「充実感」「躍動感」が感じられない、というのも苦悩の状態の特徴です。

ぼーっと通勤しながら、「ああ、今日も仕事か……」と考えているとき。別にそれといって苦しんでいる感じはないけれど、生きている実感がない（何となく生きている）状態。これらはすべて苦悩の状態であり、ネガティブな感情が起きやすくなります。

その理由は、**苦悩の状態にいるとき、私たちはすべてのことを「自分中心」でしか考え**

**られなくなる**からです。

人のせいにしたくなったり、八つ当たりをしてみたり。また、異様なほど1つのこと（作業や仕事など）に執着してみたり。また、あれこれ考え込んで本来はシンプルであるはずの物事を複雑にして、問題を大きくしてしまうのです。

会社での人間関係、夫婦生活、将来やお金のこと、家族の問題などを発端にしたネガティブな感情や悩みは、苦悩の状態から起きています。

どれだけ成功して見える人でも、精神的にタフに見える人でも、苦悩を知らない人は1人としていない、といっても過言ではないでしょう。経済状況も社会的な地位も、まったく関係ありません。

それもそのはずで、人生にはどれだけ注意を払っていても課題が訪れます。そのときに美しい心の状態で向き合えるか、苦悩の状態でもがくのか、そこが大きな分かれ目です。

苦悩の状態にいるとき、人は「解決方法などあるのか？」「人生そういうものなんだから耐えるしかない」と考えがちなのですが、そうではありません。

**苦悩から抜け出す方法は、あるのです。**その方法を知っておくと、苦悩の状態から美しい心の状態にスッと戻ることができ、**美しい心の状態でいる時間をどんどん長くしていく**

**ことで、人生の満足度や問題を解決する力は飛躍的に高められる、**というのが本書でお伝えしたいことです。

この章では、まずは苦悩の状態と美しい心の状態を実感ベースで理解してもらうため、もう少しだけ心のあり方について見ていきます。

# 自分中心の意識(アイコンシャス)がネガティブな感情を生み出している

**苦悩の状態になると、自分中心の意識になる**

前項でお伝えしたように、心の授業の目的は「苦悩の状態」から「美しい心の状態」へと心を変化させることにあります。

ここでは、苦悩の状態にいるときの人の状態を見ていきましょう。

苦悩の状態にいるとき、人は漏れなく「アイコンシャス(I Conscious)」の意識になっています。この「アイ」とは英語の「私」。つまり、**自分が中心になった意識状態である**ということです。

この意識状態にいるとき、人は自分中心の考え方しかできなくなります。「私の物」「私の成功」「私の名誉」「私の家」「私の土地」「私の会社」。さらに、「私の家族」「私の子ども」「私の仲間」「私の民族」「私の国」……と、世の中すべての中心に自分があるのです。「自我（エゴ）への執着」と言い換えてもよいかもしれません。

さらには、過去の経験から「私は○○の被害者」「私は○○という病気である」「私は○○というコンディションである」「私は夫・妻を亡くした人である」といったアイデンティティをつくったりもします。

このような自分中心の意識状態にあると、自然と「どうして私ばかりこんな目にあうのか？」「どうせ私なんて価値がない」と、自分を憐《あわ》れむ思考が生まれ、それにともなってネガティブな感情も生まれやすくなってしまうのです。

苦悩の状態にいる時間が長くなると、**「ネガティブな気分の自分」が自分の状態（キャラクター）として固定されてしまい、そこから生まれる言動も必然的にネガティブで衝動的なものになっていきます。**

この負のループにはまると、さらに苦悩の状態を引き寄せ、独りよがりな言動が増えていきます。その言動が周囲の人を傷つけて不安にさせるなど、苦悩の連鎖が起きてしまうのです。

## 一度生まれたネガティブな感情は、形を変えて生き続ける

残念ながら、世の中のほとんどの人は「アイコンシャス（自分中心になっている意識状態）」なのですが、そのことにすら気づかず毎日を送っている人が大半です。

多くのビジネスエリートやリーダーと呼ばれるような人でさえも、自分中心の意識、そしてそこから生まれる言動を自覚していません。

身近な例を出してみましょう。

たとえば会社の上司から、「君は本当に仕事ができない人だね」などと嫌味を言われたとします。

そのとき、どう感じるでしょうか？　プライドが傷つけられ、イライラや戸惑い、不信感などを感じ、「この人とは付き合いたくない」「なるべく関わらないようにしよう」と、上司と距離をつくるようになるかもしれません。

しかしながら、物理的に距離を置いたとしても、上司の言葉によって生まれたネガティブな感情はおさまりません。

なぜならば、**一度生まれたネガティブな感情は、根本的な問題が解消されない限りは、自**

**分の心の隅に押し込められ、ことあるごとに形を変えて表面化する**からです。

最初は単なる驚きや怒りだったものが、そのうち相手や状況が変わらないことに悲しみや無力感を覚え、「あきらめるしかない」という絶望感や「自分は無価値である」といった心境になっていきます。

消化しきれない感情は心の中に押し込められ、イライラ→怒り→悲しみ→無力感→絶望感と変化をしながら蓄積されていくのです。

そのため、上司に嫌味を言われたときのように、自分の価値を否定されるような場面に出くわしたときには、上司の言葉を思い出して傷ついたり、仕事に嫌気が差してきたり、「もうどうでもいい」と投げやりな心境になることもあります。そうなると、自分の行動、言葉、習慣にも悪影響を及ぼしてくるのです。

たとえば短いスパンで転職を繰り返している人など、環境を変えても、付き合う人を変えても、なぜかいつも同じようなことになってしまう……というケースがあります。

生まれ持った性質という見方もできますが、大本をたどると、心のあり方が引き金になっている場合も多いのです。

どれだけ環境を変えても、「根本の問題」が解消されていないために、**思考のパターンや**

**行動は変わりません。**そのため、いつも同じような（不本意な）結果を招いてしまい、それによりますます苦悩は深まる……という具合です。

## プライドや競争意識は、苦悩の証である

では、このような悪循環を防ぐことはできるのでしょうか？　根本の問題とは何なのでしょうか？

場面を、上司に嫌味を言われた瞬間に戻しましょう。

「君は本当に仕事ができない人だね」と言われたとき、頭の中ではどんなことを考えているでしょうか。

上司に対して、「何だこの人は。何でそんなひどい言い方をするんだ？」と思うかもしれません。あるいは、「何だよ、お前だって似たようなもんだろ」と思うかもしれません。

重要なのは、このような反応を無意識のうちにしてしまうとき、**嫌味を言われた自分も「自分中心の意識状態（アイコンシャス）」になっており、自分中心のものの見方をしているということです。**

つまり、

・「そんなことを言われるなんて（自分としては）心外である」
・「（自分のほうが）相手より上である」

といった自意識や、

・「相手を何としてでも負かしたい（自分の勝ちである）」
・「（自分のことを）認めてほしい」

といった競争意識は、すべてアイコンシャスの苦悩の状態から生まれるものなのです。

しかし、これらの反応は無意識的に出てしまうので、自分が苦悩の状態にいると気づける人はほとんどいません。気づけないために、ネガティブな感情に支配され、**相手や環境を変えることに必死になり、「なぜ私が」「あいつ（相手）が悪い」「環境が変われば」と自分中心の意識が深まってしまいます。**

すると、ますます周囲のことが見えなくなり、自分の置かれた状況を冷静に考えられなくなり、相手の考え、抱えている感情、立場などに目が向けられません。そして、同じパターンを繰り返してしまいます。

## ネガティブな感情に支配されると、意識が今になくなる

端的な例として夫婦生活を例にしてみましょう。

一日中働いてクタクタに疲れて家に帰ってきた夫。玄関に入った矢先、藪《やぶ》から棒に不機嫌な顔をした妻から**「ごみ。捨ててきて」**と頼まれました。

夫は、このときこう感じます。

「会社でさんざん嫌な思いをしながら、それでも家族のためにと一生懸命仕事を終えて、やっと家に帰ってきたというのに、そんな自分に対して〝ごみを捨てろ〟とは何だ！　家にいたんだから、お前（妻）がやればいいじゃないか！」

このように心は乱れ、ネガティブな感情に支配されます。

すると、そのあとご飯を食べていても、1人でテレビをぼーっと観ていても、頭の中では「もっとまともな頼み方があるだろう」「なぜ妻《あいつ》はああなのか」「もっと感謝やねぎらいの言葉がほしい」「俺の置かれた立場も配慮してほしい」などと考え、そこから発展して、過去の妻の言動などをどんどんと思い出し、イライラはさらに積もっていきます。

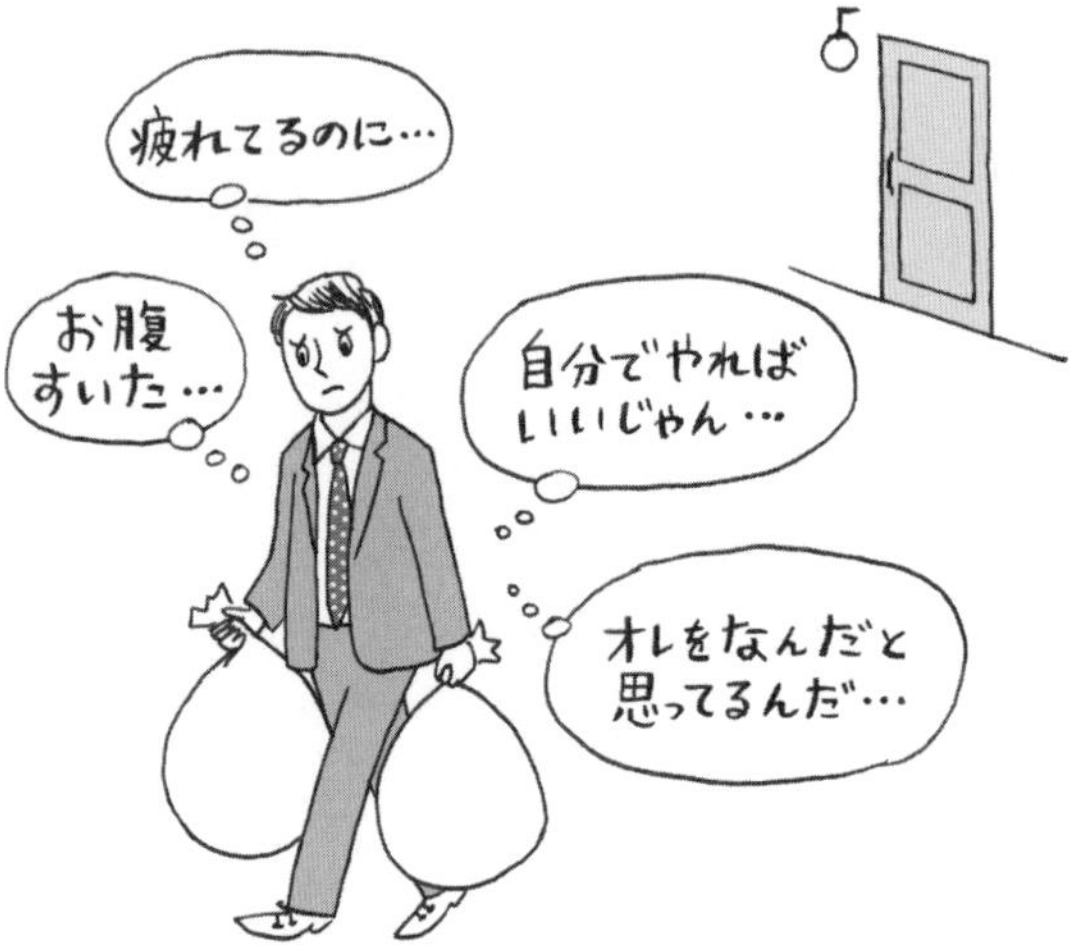
疲れてるのに…
お腹
すいた…
自分でやれば
いいじゃん…
オレをなんだと
思ってるんだ…

このような苦悩の状態のまま生活を続けていると、次第に夫婦関係は冷めていきます。「今さら妻を変えることはできない」と良好な関係をつくることをあきらめるようになり、肉体的なつながりもなくなり、互いの心の距離はどんどんと離れていくのです。

そして、「家に帰ってもどうせまた不機嫌な妻の顔を見るんだし、どうせならもう少し仕事でもしようか」と**家庭から遠ざかり始めたり、同僚を誘って毎晩飲み歩いたり**、ますます夫婦の関係は冷めていきます。

## しかし、相手には相手の苦悩がある

しかしながら重要な点は、夫には夫の苦悩がある一方、見方を変えれば妻には妻側の苦悩があり、言い分があるということです。

・「帰ってきたら私の顔も見ることなく、ぼーっとテレビを見ている」
・「話しかけているのに、スマホをいじりながらカラ返事ばかり」
・「工夫して食事をつくっているのにねぎらいの言葉1つもない」
・「育児に参加してくれない」
・「美容室に行ったのにまったく気づいてくれない」
・「私を女性として見てくれていない」

……といった要因が、妻をぶっきらぼうにさせ、帰ってきた途端に不機嫌な表情で「ごみ」と言わせているのです。

ところが、**苦悩の状態にあると「自分中心」の意識がどんどん強まり、相手に意識が向かなくなり、衝動的な行動ばかりしてしまいます。**

苦悩の悪循環は仕事や家庭、ひいては人生の満足度をどんどん下げてしまうのです。だからこそ、自分中心の意識状態になっていないか、まずは気づいていくことが大切です。

## 美しい心の状態になると起きること

一方、苦悩の状態を抜け出し、「美しい心」を取り戻したとき、人は「ワンコンシャス（One Conscious）」の意識状態になります。

「ワン」とは「1つ」。つまり、自分もまわりも大差などなく（本質的には上下関係などなく）、世の中はすべてが関わり合い、支え合い、つながっている、自分はすべての中の一部分に過ぎないのだという意識状態です。

この状態にいると、**人は自我に執着し過ぎることなく、理性的なバランスを保った状態で自分の行動を選択できます。**

多少ネガティブなことを言われたくらいでは傷ついたりすることなく、相手の批判や非難をするわけでもなく、自分にとっても、相手にとってもよい行動ができるのです（このワンコンシャスの状態については、本書の最後のほうで詳しくふれています）。

とにかくここで強くお伝えしたいのは、自分中心の意識（アイコンシャス）がネガティブな感情を生んでいる、ということです。まずはこのことを念頭に置いて、次に進みましょう。

# 「今を生きる」とは、どういうことなのか

## 苦悩の状態では、過去や未来に考えが飛んでしまう

苦悩の心の状態のときに起きる特徴は大きく2つで、1つは前述した「自分中心の意識状態」。そしてもう1つの特徴は、**「今を生きていない」**ことです。

美しい心の状態にするためには意識を過去や未来ではなく「今、目の前」に向けなくてはなりません。禅やマインドフルネスでよく言われている「今を生きる」と同じ概念です。

しかし難しいのは、苦悩の状態の人にとっては、「今を生きる」とはどういうことなのか、どうすれば今に意識を集中させることができるのかいまいちイメージができないことです。

いったい、今を生きるとはどうなることなのでしょうか？

それを体感するには、そもそも「今を生きていない状態」とは何かを考えてみましょう。

**「今を生きていない状態」とは、意識が「過去」や「未来」ばかりに向かっている状態です。**

仕事をしていても、人と話をしていても、「今朝起きたこと（過去）」や「明日やらなくてはいけないこと（未来）」ばかりに意識がいっています。過去を回想したり、将来のことを案じたりしているこの状態では、必然的にネガティブな感情が生まれやすくなります。

注意が散漫になって仕事などのパフォーマンスが落ちますし、人のことが目に入ってこないので協力体制をつくるのが難しくなり、何よりの問題は、何をしていてもちっとも幸福感を感じられないことです。

ハーバード大学の心理学者であるマシュー・キリングヲース氏とダニエル・ギルバート氏が2017年に行った2250人を対象にした調査によると、人は1日の起きている間の46・9％もの時間を、「今」ではなく、「過去」や「未来」のことを考えながら生きていると発表しています。そして、**過去や未来に意識がいっている割合が多い人ほど、幸福感も減少する**のだと言います。

たとえば仕事場までの道を歩いているとき、何を考えているでしょうか。

家を出るときにケンカしたパートナーのことや、仕事で犯したミスのことを思い出したり、仕事のノルマや上司の顔が浮かんでくる、という場合は、今を生きていない状態（＝苦悩の状態）です。

前述したように、この状態ではネガティブな感情が生まれやすく、仕事にも集中しづらく、人の話も耳に入ってきません。視界が狭くなったり、香りや味にも鈍感になっていきます。何をしていても楽しくない、心から感動する瞬間がない、いつも何かにとらわれて感情が安定しない、そんな状態になってしまうのです。

## 美しい心であれば、仕事もはかどる

では、今を生きている状態（＝美しい心の状態）で仕事場に向かって歩いていると、どうでしょうか。

今を生きている状態では、五感が研ぎ澄まされるので、まわりの景色の変化に気がついたり、ビルの間を吹き抜ける風を感じたり、暖かい太陽の光を感じたり、朝日に映えている木々の緑色のみずみずしさに気がついたりするかもしれません。

会社で同僚と顔を合わせたときには、顔色や表情の微妙な変化に気づけます。さらには、**仕事を始めればすぐに集中してやるべきことを一気に片づけられる**でしょう。

スイッチのオン・オフが切り替わり、充実感を持って仕事をすることができますし、人とも自然とポジティブな気持ちで接することができます。

## 最小限の時間で最大限の成果を手に入れる方法

今を生きるとは、将来のことを一切考えてはいけない、ということではありません。「何のために仕事をするのか?」「どんな事業を行うか?」「どんな人生を送りたいのか?」と目標や目的を設定することは大切なことです。

問題は、どんな心の状態で行うかであり、同じ計画や目標を立てるのでも、美しい心の状態で机に向かえば自然と成すべきことが見えてきます。長々と考え込むことなく、「これだ!」というアイデアが瞬間的に浮かんでくるのです。

一方で、悶々とあれやこれや頭の中で考えていたり、それも四六時中、将来のことを考えているようなときは、自分の意識状態が「苦悩の状態」にあります。

通勤中の電車やエレベーターの中で次々と考えごとが浮かんできたり、トイレで用を足しながら数字計算をしていたり、次のミーティングに向かいながら前のプレゼンの失敗を考えたりしているのは、苦悩の状態に入っている証拠です。

このような**苦悩の状態で思索にふけっているときは、「やっているつもり」の状態であり、生産性が極端に低くなります。**

たとえば、朝起きて家族と朝食をともにしているときに仕事のことを考えていると、食卓にいる家族の顔を見つめることもなければ、相手の心の状態も感じることができません。何を口に入れているかにも気がつきませんし、まして食事を用意してくれたパートナーに感謝することもないでしょう。さらには、子どもの表情に気がつくこともなく、さっと食事を終えて仕事へ向かうことになります。

会社でのミーティング中も、結果を出すこと（未来）だけに自分の意識が向かっていれば、会議室に座っている人々の表情に気づくこともなく、一緒に何かを成し遂げていこうという意識の共有もできません。

過去と未来に意識がいっている状態が延々と続くと、1日があっという間に過ぎていくような感覚に陥ります。1週間、1か月、半年、そして1年。あっという間に歳月は過ぎていきます。その間、まわりのことに気づけず、今本当にすべきことも見えてきません。

いつまで経っても**本質的な問題解決ができないので、ますます問題は山積みとなり、感動や喜びがほとんどない毎日を送ってしまう……**意識が今にないと、このような悪循環が起こります。

## 小さな子どもは今を生きている

今を生きるという感覚を考える上で、ヒントとなるのは子ども時代です。子どものときは1日が終わるのが本当に長く、まるで永遠のように感じたことはないでしょうか。

幼い子どもたちを見ていると、子どもは心底「今」を生きているのがわかります。過去のことを振り返ることも少なく、将来のことを考えることも少なく、今遊ぶことに一生懸命で、今目の前にあることを五感をフルに使って体験しています。

雨の冷たさを体で感じ、転んだ痛みを全身で表現し、昆虫との出会いに感動します。そんなときに「もうすぐ○○に旅行に行くよ」と言ったところで、幼い子どもは一瞬は喜んでも、次の瞬間には目の前にあるおもちゃに夢中になります。私たち大人のように、数週間後に予定されている旅行のことを想像して過ごすことはないのです。

人は7～9歳になると、「過去」と「未来」というコンセプトが把握されていくと言います。小学校に入る前後までの子どもは、過去や未来について考えることがほとんどありません。

しかし7歳くらいからだんだんと意識に変化があらわれるのです。ハチに刺された経験は記憶に残り、友達からいじめられた思い出も自分の記憶としてインプットされていきます。また、クリスマスプレゼントに何をもらうか、将来のことを考えながら時間を過ごしたりしますし、苦手なテストがある日には学校に行きたくなくなったりします。

このように、人は年齢（経験）を重ねるにつれてだんだんと「今」を生きる時間が少なくなっていくのです。そして、過去や未来への気持ちで頭がいっぱいになり、どんどんと時間が過ぎてしまいます。

つまり、無意識に生きている限り、私たちが「今を生きる」ことは難しいのです。**過去や未来のことを延々と考え続けている自分に気づき、「今に意識を向けよう」と注意を払う必要があります。**

無意識の思考や行動をやめて、意識的に行動すること。それが今を生き、心を美しい状態にするための第一歩です。

ここまでのおさらいとして、美しい心の状態と苦悩の心の状態をまとめてみます。

## ＜美しい心＞の状態

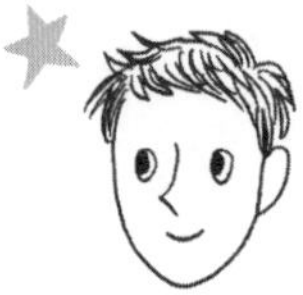

- 平穏、喜び、幸せを感じる
- 自分のすべきことがはっきりとわかる
- 思考がクリアで物事が見極められる
- すべては1つ（ワンコンシャス）の意識で、相手やまわりの物事を含めた考え方ができる
- 意識が「今」にある
- 人と心からつながることができる
- 精力的な行動が生まれ、素晴らしい結果につながる
- 自然とクリエイティブなアイデアが湧いてくる
- 感謝の念が自然と湧き出てくる

## ＜苦悩の心＞の状態

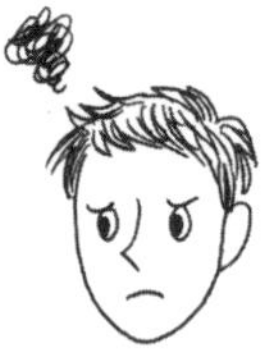

- ネガティブな感情（怒り、悲しみ、寂しさ、嫉妬、絶望感など）が形を変えてあらわれる
- 先が見えない。何をしたいのかがわからない。暗闇の中をもがいているような苦しい感覚
- 頭の中に思考がごちゃごちゃ存在する
- 自分中心（アイコンシャス）の意識で、自分の立場でしか考えられない
- 意識が「過去」か「未来」にある
- 人と心が離れている
- 無気力、無行動。衝動的な行動しかできず成果も限られたものとなる
- いくら考えてもブレイクスルーが生まれない
- 相手を非難する声、自分を卑下する声がある

# なぜ悩みは消えないのか？どうすれば、消えるのか？

## 感情が限界を超えてあふれたとき、人は「悩み」を自覚する

さて、苦悩の状態から美しい心に持っていくために、「自分中心の考えに気づくこと」、「今を生きること」が重要だとお伝えしました。

この章の最後に、そもそも悩みとは何か、という話をさせてください。

「今、何か悩んでいることはありますか？」

そう聞かれると、どうでしょうか。「悩んでいること……う～ん、特にないかなぁ」と感じる人も多いかもしれません。では、

## **「最近、イライラしたり、傷ついたりしたことはありますか？」**

そんなふうに聞かれたらどうでしょうか？　きっと、嫌な気持ちになったシーンを思い出すかと思います。

ただ、それらの記憶はほとんどの場合、「悩んでいる」とまでは認識されていないはずです。その瞬間はネガティブな気持ちになりますが、時間が経てば意識しなくなり、そのうち記憶から消えていきます。

しかしながら、前述したように一度生まれてきたネガティブな感情は消えることがありません。自分は忘れたつもりになっていますが、実は心のどこかに押し込められているのです。

最初はちょっとしたイライラでも、日常で同じようなシーンに出会うことで蓄積されていき、怒りや悲しみ、時には無力感、絶望感、孤独感と姿を変えていくのです。

では、**悩みがいつ生まれてくるかというと、そうして押し込んでいた感情が自分のキャパシティーを越えてふくらんで、その重さに耐えられなくなったときです。**

容量を超えたところであふれ出し、場合によっては大爆発して、そのときに初めて「あ、自分には悩みがあるんだ」「苦しいぞ」と認識するのです。

**抑えきれないほどに肥大化したネガティブな感情、それが悩みの正体です。**

## 悩みの本質は外側にはない

そんな悩みに対しての対処法は、一般的には「ストレス解消」として旅行やスポーツ（運動）、趣味への没頭、女性ならショッピング、スパやエステなどがあります。お酒を飲んだり、たばこを吸ったり、映画やマンガ、どこかへ遊びに行くという人もいるでしょう。

すると、一時的には苦悩から解放されることもあります。「楽しい」「快適」だと感じる時間があるかもしれませんが、そのあとはどうでしょうか。

たとえば旅行をしたときも、旅の終わりが見えてくると日常のことを考え始め、「ああ、帰りたくない」「明日から仕事か……」と考えたりするものです。

運動や趣味に没頭したり、お酒を飲んでいるときもそうです。その時間はネガティブな感情がおさまったとしても、現実に目を向けるとすぐに苦悩の状態が戻ってきてしまいます。

なぜ、そうした方法では悩みを解決できないのでしょうか？

旅行、飲食、買い物、運動、趣味、またあらゆる娯楽に共通するのは、すべてが「外」に解決策を求めているということです。

一時的に心の隙間を埋めたり、刺激を与えて忘れたりすることはできるかもしれませんが、どんな人に会っても、どこに行っても、何を食べても、（一瞬は高揚感があるかもしれませんが）結局は苦悩の状態がついて回ります。悩みの本質は外側にはないのです。

## 苦悩の本質は、無意識のうちに抱いている「理想像」である

では、悩みの本質とは何なのでしょうか？

私たちの苦悩を生み出しているのはすべて、**心の内に抱いている「自分はこういう人であるべき」「自分はこういう人であらねばならない」という理想像（願望）です。**

思い描いている理想像や、こんな人になりたいという願望に対して現実が追いついていないとき（ギャップが生まれたとき）、苦悩が生まれるのです。そして、この理想像への執着が強ければ強いほど、悩みは深くなっていきます。

非常にやっかいなのは、理想像はほとんどが無意識のうちにつくられていることです。過去の体験を通していつの間にかできあがっており、「そう考えるのは当然である」といった

顔をして心に住み着いています。深層意識の中に根づいているので、ただ暮らしているだけではなかなか気づけないのです。

私たちが苦悩から抜け出せない理由は、そこにあります。

つまり、いつもはふたをしている心の奥底に意識を向け、**自分が本当は何に執着しているのかを見つけない限り、苦悩から抜け出すことはできないのです。**

このようにお伝えすると、「そんな簡単に自分の価値観を手放せたら苦労はしない」「そんなことできるはずもない」と思われるかもしれません。

しかし、これからお伝えする「4つのステップ」では、それが可能です。

**誰もが自力で苦悩の正体にたどり着くことができ、一度たどり着くことができれば、自然とそれを手放すことができます。**

その瞬間、心は美しい状態に戻り、思考はクリアになり、「今まで感じていた苦悩は何だったんだろう?」というほど平和な状態が訪れます。その状態で行動を選択することで、仕事でもプライベートでも確実によい結果があらわれてくるのです。

次章から、そんな「4つのステップ」のやり方を紹介していきます。

# 第2章

# 美しい心をつくる
# 4つのステップ

How to move into a Beautiful State

4つのステップ

# 気づく、心の声を聞く、苦悩の正体を探す、正しい行動を考える

**苦悩の解消に必要なのは、たった4つの手順である**

さて、ここからは苦悩の状態を「美しい心」の状態に戻すために、その核となる4つのステップを紹介していきます。4つのステップは実にシンプルであり、シンプルであるからこそ、どんなケースにも応用が効くものです。

ネガティブな感情を呼び起こす出来事に対し、どう感じ、どう対処していくか？ それによって、心にネガティブな感情をためない（解消していく）、ということがこの4つのステップの本質です。

ではさっそく、その方法を見ていきましょう。

【美しい心を取り戻す4つのステップ】

1　気づく…自分の心の状態が「苦悩の状態」であることに気づく
2　観察する…頭の中をめぐっている心の声を見つけていく
3　苦悩の正体を知る…自分中心の思考に気がつき、自分がしがみついている理想像を特定する
4　正しい行動を考える…自分や相手にとってふさわしい行動を選択する

それぞれ、詳しく解説をしていきましょう。

ステップ 1

# 自分は苦悩の状態にあると気づくことから、すべては始まる

**「ネガティブな感情を抱いているとき」＝「苦悩の状態」**

最初のステップは、「気づく」ことです。

何に気がつけばいいかというと、自分の心の状態が「美しい心の状態」ではなく「苦悩の状態」になっていることに気づく、ということです。

イライラしたり、カッと怒ったり、胸がムカムカしたり、悲しくなったり、がっかりしたり、不安に思ったり、嫉妬を感じたり、孤独を感じたりしたとき。

そうして**ネガティブな感情があらわれているときに「あれ？　自分の心は苦悩の状態になっているぞ」と気がつけばよい**のです。

## 起きた出来事は、単なるきっかけに過ぎないと知る

「ネガティブな感情が起きている」＝「今、自分は苦悩の状態であると気づく」。これは、比較的簡単なはずです。

ただし、この段階で知っておかなければならない大切なことがあります。

それは、人は**起きた出来事のせいで苦悩に陥っているのではない**、ということです。ネガティブな感情とは、常に自分の心がつくり上げているものであり、起きた出来事は単なる引き金に過ぎなかった、ということに気づく必要があります。

例を出しましょう。友人から、「最近太ったんじゃない？」と何気なく言われたとき。このさり気ない一言に深く傷ついてしまったとしましょう。

その瞬間、頭の中には「あんなふうに、面と向かってはっきり言うことないだろう」と、ショックや怒りが湧いてくるとともに「そりゃわかってるけど……なかなか体重減らないんだよな……」と落ち込んだりもします。

また、他人の前で言われていた場合には「みんなの前で言うなんて信じられない！」と相手を責め始め、「もうあんなやつと付き合うのはやめよう」と相手を避けたり、距離をと

ったりします。

このように「友人から太ったと言われた」という1つの出来事をきっかけに、さまざまな感情や思考があらわれ、自分の言動も変わってしまうのです。

そんなとき、私たちは多くの場合、「その出来事がすべての苦悩の原因」だと考えてしまいがちです。「太ったと言われたことがすべての苦悩の原因」だと考えてしまいます。

しかし、そうではありません。ある出来事に出会った瞬間（脳が認識した瞬間）に勝手に思考が生まれ、同時に感情が湧き上がってくるのです。

あくまでも出来事はきっかけ（引き金）に過ぎず、別の出来事でも、まったく同じような苦悩の状態が訪れるということに気づく必要があります。

たとえば、自分の体を鏡で見たとき。テレビや雑誌、あるいは温泉などでスタイルのいい人を見たとき。服を試着して、（それまでは問題なかったサイズの服が）きつかったときなど。他の出来事をきっかけにしても、「友人から太ったと言われた」ときと同じような思考、同じような感情が起きるかもしれません。

つまり、**苦悩の「根本の原因」を解消しない限り、あらゆることをきっかけに苦悩の状態になる可能性がある**のです。相手との関係をどうこうしたところで、それは一時的な解決にしかなりません。

## **苦悩する本当の理由は、理想像への執着である**

一方、友人から「太ったね」と言われても、「何とも思わない」という人がいます。

いったいこの違いはどこからくるかというと、「自分が強く執着しているもの（理想像）」があるかないか、ということです。

「自分はスリムでかっこいいはず」という理想像を持っている人は、「太ったね」と言われると傷つきますし、ちょっとお腹が出ている自分の体を鏡で見たときには落ち込みます。

しかし、「別に体型なんかどうかどうでもいい」と考えている人は、太ったねと言われても、鏡でお腹の出た自分を見ても、何も感じません。

つまり、**起きた出来事が人の苦悩をつくっているのではなく、本人が執着している理想像が、苦悩をつくり出している**のです。

## **「ネガティブな感情」＝「自分」ではない**

また、もう1つ間違えやすい認識として、「感情」＝「自分自身」だと考えてしまうことです。

「私は悲しい（I am sad）」「私は寂しい（I am lonely）」という表現がありますが、感情に支配されると、人はあたかも「私＝悲しい人」、「私＝寂しい人」というセルフイメージをつくってしまいます。

本来であれば、感情と自分自身のキャラクター（アイデンティティ）は別ものです。「私は悲しみという感情を経験している」、「私は孤独という感情を経験している」が正しい表現になります。

しかしながら、怒り、悲しみ、孤独などの**ネガティブな感情は、感じている時間が長ければ長いほど自分に定着し、その感情から生まれる衝動的な行動が習慣化します。**最後には、「私は悲しい人間である」という自分のアイデンティティとして根づいてしまうのです。

たとえば医師から診断されたことをきっかけに、「私はうつ病です」と「私」＝「うつ病」というアイデンティティを取り入れる人もいれば、パートナーを失くしたことをきっかけに「私は未亡人です」とばかりに「私」＝「未亡人」というアイデンティティを取り入れる人もいます。

ここで大切なのは、**感情＝自分ではないということを知り、感情は、物事を経験したと**

き、**勝手に生まれる副作用のようなもの**と軽く考えていくことです。

このことを心に留めておき、感情の変化を客観的に見るようにしていくことです。感情に敏感になり、「苦悩の状態になっているぞ」と気づくことが、第一のステップになります。

ステップ2

# 頭の中をめぐる心の声（ゴースト）を見つけていく

## 頭の中にある心の声を観察する

ネガティブな感情が湧いたとき、自分が苦悩の状態であることに気づいたら、第二のステップは「心の声を聞く」ことです。

自分はどんなことに苦悩しているのか、頭の中にぐるぐると回っている思考（心の声）を拾い上げていきます。

苦悩の状態にあるとき、人の頭の中ではさまざまな考えがぐるぐると回っています。「あでもない」「こうでもない」とうごめき、同時にネガティブな感情をどんどん呼び起こします。

頭の中を駆け回っている心の声は、たとえるなら「ゴースト（幽霊）」です。

人の思考は、幽霊と同じようにつかみどころがなく、あらわれたと思ったらいつの間にかするりと消えてゆく。かと思ったらすぐに出てきて、つきまとってくるやっかいな存在です。

浮かんでは消えを繰り返すので、浮かんでいる瞬間にきちんと拾い上げなければ、自分の思考を正確に把握することができません。

たとえば職場で嫌なことがあったとき、

・「なぜ私がこんな仕打ちを受けなければいけないんだ？」
・「どうして、私のことを理解してくれないんだ？」
・「こんな会社なんてつぶれてしまえばいいのに！」

……などと思ったら、その声を拾い上げるのです。

では、具体的にはどう行うのでしょうか？　やり方を説明しましょう。

## 心の奥底にある深層意識は、絞り出すことで見えてくる

基本的な手順は、次のとおりです。

1　目を閉じて、背筋を伸ばして椅子や床に座る
2　頭の中を駆けめぐる心の声を15個以上挙げる（この際、「セリフ」のようにすると見つけやすい）

最初は集中できる環境のほうがよいので、できれば背筋をピンと伸ばして座る体勢をつくりましょう。その上で、心の声を探していきます。

心の声を探すときの注意点は2つあり、

①まず、どんな思考が浮かんだとしても「こんな考えをしているのは人として恥ずかしい」とか「何でこんなにネガティブなんだ」とか、その**思考を評価したり、考え込んだりしてはいけません。**ただ見つけていくだけでよいのです。

②次に、その数です。心の声を観察していくと、3つから5つくらいまでは簡単に見つ

けることができるでしょう。しかし、5つくらいではいけません。**最低15個を目標に、心の声を見つめていきます。**

心の声は出ては消えてを繰り返すゴースト（幽霊）のようなものです。心の奥深くに隠れていることも多く、注意深く観察していくことで自分でも思ってもみなかったような思考に出会うのです。

この第二のステップをよりわかりやすく説明するために、実際にあった例をもとに見ていきましょう。

## 友人の活躍に心が曇る……そのときの心の声は？

東京在住の中島（仮名）さんは海外への出張も多く、グローバルに活躍する個人事業主。自己投資を惜しまない人で、仕事も家族関係もよりよくしようと努力を重ねています。

性格も穏やかで、仕事も家庭も順調。頭を抱えるような悩みなどないように見えますが、「最近、心が曇ったなと思った経験はありますか？」と聞くと、ちょっと困った顔をしてこんな経験を共有してくれました。

「知り合いのSNSの投稿や写真を見たとき、ちょっとウッとなる瞬間がありますす」とのこと。

以前は仕事をともにし、仲がよかったはずの友人が仕事の成功を祝うパーティーを開いたのですが、投稿を見てそのことを知った（自分は呼ばれなかった）……その瞬間、心がグサッとなったと言います。

それでも友人として、大人として、ネガティブな感情を押し込めるように「いいね！」ボタンを押す……そのことを思い出すと心が曇るというのです。

中島さんの職業柄、ＳＮＳを完全に切り離して仕事をすることは難しく、どのようにしてＳＮＳと付き合っていけばいいのか？　という課題を持っているのでした。

こうしてまずは第一ステップである「苦悩に気づく」ことはできたので、ステップ２に移り、このことに関して頭の中を駆けめぐる心の声を挙げていきます。

目を閉じてもらい、１つずつ確認するように挙げてもらいました。そして出てきたのは、次のようなものでした。

1　え～マジで？　何で俺を呼んでくれなかったんだよ！
2　友達だと思ってたのに！

3　そりゃ最近話すことが少なくなってきたとは言え、友達なはずだよね？

4　別に（知らない人も結構多いし）パーティーに呼ばれなくてもいいけど、俺に一言いえよな〜

5　みんなに囲まれて、あいつ幸せそうだなぁ

6　何で俺、こんな小さなことで悩んでんだろう？

7　ダサいな

8　何か、みじめな気持ちがする……

9　嫌になってきた

10　ま、気にせずがんばるか

このように、心の声を見ていくときにはセリフ調でいいのです。

心の声を見つけていくと、それにともなってネガティブな感情があらわれるかもしれませんが、気にしてはいけません。

「俺、こんな考えしているのか……最悪だな」とか、「嫉妬するなんてみっともない」と、否定や評価、また蔑《さげす》んだりするのはＮＧです。

**「感情」＝「自分ではない」のと同じで、「心の声」＝「自分ではない」**のです。この段階では、自分は「観察者」としてどんどん声を探して見つけていく、というスタンスでいてください。

## 心の声は「見つけ切る」ことが重要

心の声は、最初は簡単に挙がりますが、だんだんと頭の奥から絞り出すような感覚になってきます。

「もう何も出てこないよ」と思うかもしれませんが、もうひと踏んばり。「でも、まだ何かあるはず」と探していってください。

目標は15個です。15個に近づくにつれて、だんだんと心の奥深くに潜んでいた心の声が出てきます。中島さんの場合、最後の5つは次のとおりでした。

11 結局俺のこと、友達だって思っていないってことか？

12 他にも俺の知ってるやつ参加してたみたいだけど、みんな結局、俺のことどう思っているんだろう……

13　あいつはどんどん先に行ってしまって、取り残されている気がする……
14　結局、俺のことなんてどうでもいいんじゃん
15　俺もあいつに負けないようにがんばらなきゃ

15個挙がりました。これでステップ2は完了です。

この「心の声を見ていく」ステップは、いわゆる「内観」と呼ばれるものであり、**自分の心の奥底にどんどんと潜っていき、深層心理、深層意識を表面化していくものです。**

なぜ15個（以上）も挙げなければいけないかといえば、自分も気づいていない深層心理は、絞り出していくうちに後半のほうで初めて出てくるからです。

この、**「思ってもみなかった心の声」が、次のステップ3で行う「苦悩の正体（理想像）を特定していく」作業の上で極めて重要になります。**

15個は目安なので、それ以上に心の声がどんどん出てくる場合は、そのまま挙げていってください。「見つけ切る」ことが大切なのです。

慣れないうちは10分や20分と時間がかかるかもしれませんが、慣れてくればほんの数分で、心の声を発見していくことができるようになります。

ステップ3

# 苦悩の本当の正体を知る

## ステップ3で行う2つのこと

第三のステップは、「苦悩の本当の正体を知る」こと。4つのステップの中でも中核をなすもので、問題の核心に迫るものです。

そもそもの話、人はなぜ苦悩するのでしょうか？ なぜ、日常で起きる出来事に対して感情を乱すことなく、フラットに対応できないのでしょうか？

そのことが、このステップ3を行うことでわかり、解消できるのです。

このステップで行うのは、次のことです。

1　第二のステップで挙げた心の声（ゴースト）のうち、どれくらいの割合が自分中心の

意識から生まれたものであるかを確認する
2　自分がしがみついていた理想像を見つける

順に見ていきましょう。

## 「心の声」の何%が自分中心の意識から生まれたか確認する

まず、ステップ2で見つかった心の声のうち、どれくらいの割合が自分中心の意識（アイコンシャス）によるものか見極めます。

**世界の中心に自分を置き、「私が」「自分が」と主張しているもの、「他人」の非を責めているもの、それらが自分中心の意識から生まれている心の声**です。

ここでも、前項の中島さんの例をもとに説明していきましょう。

最初の5つはこんな感じです。

1　え～マジで？　何で俺を呼んでくれなかったんだよ！
→自分を中心にして、相手の非を責めている

2　友達だと思ってたのに！
↓自分を中心にして、「自分は」そう思っていた、と共感を求めている

3　そりゃ最近話すことが少なくなってきたとはいえ、友達なはずだよね？
↓これも同じく、自分を中心にして、相手の共感を求めている

4　別に（知らない人も結構多いし）パーティーに呼ばれなくてもいいけど、俺に一言いえよな～
↓自分を中心にして、自分の存在感を主張している

5　みんなに囲まれて、あいつ幸せそうだなぁ
↓自分が中心になり、相手を眺めている状態

6　何で俺、こんな小さなことで悩んでんだろう
↓自分中心。自分のことを考えている

7　ダサいな

↓自分中心。自分のことを批判している

8　何か、みじめな気持ちがする

↓自分中心。自分のことを哀れに思っている

9　嫌になってきた

↓自分中心。自分のことを哀れに思い、嫌気がさしてきている

10　ま、気にせずがんばるか

↓自分中心。自分のことに共感してくれない↓無視しようと試みている

11　結局俺のこと、友達だって思っていないってことか？

↓自分中心。自分のことを考えている

12　他にも俺の知ってるやつが参加してたみたいだけど、みんな結局、俺のことどう思っているんだろう……

↓自分中心。相手からどう思われるか、自分のことを考えている

13　あいつはどんどん先に行ってしまって、取り残されている気がする……

↓自分中心。自分のことを考えている

14　結局俺のことなんてどうでもいいんじゃん

↓自分中心。自分のことを考えて、相手との間に距離をつくっている

15　俺もあいつに負けないようにがんばらなきゃ

↓自分中心。自分のこれからのことを考えている

こうして見てみると、ほぼ90～１００％の割合で自分中心の意識（アイコンシャス）の考え方をしていることがわかります。

しかし、落ち込む必要はありません。こんな自分中心の考えをするなんて恥ずかしい、などと卑下する必要もありません。

なぜならば、**苦悩の状態から出てくる思考は、そのほとんどが自分中心の考え方になっているもの**だからです。

いいも悪いもなく、ここでは単純にどれくらいの割合が自分中心の意識になっているのか観察するだけです。その割合に気づくことが重要なのです。

## なぜ苦悩しているのか？　「苦悩の正体」に迫る

心の声のほとんどが自分中心の考え方であることを確かめたら、いよいよ苦悩の奥底に潜む本当の正体に迫ります。

おさらいになりますが、そもそもの話、人はなぜ苦悩するのでしょうか？

その大本をたどっていくと、「理想像と現実とのギャップ」という答えに行き着きます。

**人はそれぞれ「こういう人であるべき」という自分の理想の姿（理想像）を掲げており、理想像と現実との間にギャップが起きると、その瞬間に苦悩の状態に入り、ネガティブな感情が湧いてしまう**のです。

私たちは過去の体験や人からの影響などによって自分でも気づかないうちに、

・「こんな人間でありたい」
・「こうあらねばならない（そうでなければ私でない、許せない）」
・「あの人のようになりたい（あの人のようにはなりたくない）」

というように理想像を掲げています。

この理想像への（無意識の）執着こそが、「苦悩の本当の正体」なのです。

最大の問題は、「無意識のうちにしがみついている」ことです。

**常に「こうなりたい」という理想像を目指して生活しているにもかかわらず、自分では本当は何にしがみついているのかわかっていない**のです。そして、しがみついている理想像と現実の間にギャップが起きたとき（理想どおりでない状況になったとき）、苦悩が生まれます。

そもそもの理想像を認識できていないので、なぜ苦悩の状態になるのか、どうすれば解消されるかもわからず、湧いてくるネガティブな感情をずっと引きずってしまうのです。

## 理想像が特定できた瞬間、心は美しい状態に戻る

ところが、自分の心の奥底に向き合い、潜在意識の中にある理想像を特定できると、どうなるでしょうか？

**まるでそれまで苦悩していたのがウソだったかのように、すぐさま苦しみから解放されるのです。**この理想像の特定が、４つのステップの肝となります。無意識のうちに行っていたことを、意識的にできるように戻すのです。

中島さんの例で言うと、初めの5～10個ほどは「うらやましい」という思考が出てきていますが、これは一般的・表面的な思考であり、そこにどんな理想像が潜んでいるのかよくわかりません。

しかし、最後のほうに出てきた心の声を見ていくと、理想像につながっていきます。

たとえば、「12　他にも俺の知ってるやつが参加してたみたいだけど、みんな結局、俺のことどう思っているんだろう……」という考えから察すると、中島さん自身の中で、どうも「まわりから◯◯のように見られたい」というイメージがありそうです。

また、「13　あいつはどんどん先に行ってしまって、取り残されている気がする……」と

いう考えから察するに、友人だと思ってきた相手に対してでさえ「競争意識」を持っていることがわかります。

さらに「14　結局俺のことなんてどうでもいいんじゃん」という声からは、「自分は本来は人に認められる価値のある人（であるべき）だ」という価値観も見えてきます。

このように考察していった結果、中島さんがしがみついていた理想像が見えてきました。それは、

**「自分は他人から慕われる、友人より勝っている成功者であるべき」**

というものでした。

この理想像を言葉にした瞬間、中島さんは頬を赤らめて大笑いしました。

「うーわ、まずいね、それは。自分勝手だなぁ。しかも、俺のほうが彼のことを友達って思ってないんじゃん！」

と、曇りがちだった表情がぱっと明るくなったのです。自身の苦悩の正体に気づき、心が美しい状態に戻った証拠です。

中島さんは友人から「お前のことは誘ってやらない」と言われたわけでもなければ、「俺はお前より成功者だぞ」と宣言されたわけでもありません。**すべては、中島さんが起きた出来事をどう捉えたか、ということです。**

「人に慕われていないといけない」「(友人も含めて)人より勝っていないといけない」という理想像にしがみついていたことで、「自分はパーティーに呼ばれていない」＝「みんなから慕われていない」、「みんな友人のことを祝っている」＝「友人と比べると劣っている」と感じてしまい、苦悩の状態に入ってしまっていたのです。

ところが、理想像を言葉にしたことで、**会ったことのない人に対してでさえ「俺は彼(友人)より勝ってるよね?」「すごい存在だよね?」と認めてもらいたがっていることに気づき、それがいかに滑稽《こっけい》なことであるか**がわかったのです。

このように、「自分はこんな(どうやっても叶いもしないような)理想像にしがみついていたのか!」と実感できると、その瞬間にスッと理想像を手放すことができます。

自分の苦悩の正体に気づいた中島さんはその後、友人とは何事もなかったかのようにいい関係に戻り、「友人の成長＝自分の負け」と捉えることなく、友人の成長を喜べるようになったと言います。

それと同時に、いかに自分が、「成功している自分の姿」を見せびらかすためにSNSを使っていたか」ということにも気がついたと言います。

今までは他人よりも成功しているように見せるため、旅行に行ったときの写真や、自分がプライベートで幸せそうにしている写真ばかりを載せていました。いかに自分が裕福か、幸せか、という自分中心の発信をしていたのです。

しかし、中島さんは今回の気づきにより「美しい心の状態」から発信することを徹底するようにした、と言います。

投稿する前に必ず「この投稿は見た人を幸せにするかどうか?」を確認し、「自分の理想像を穴埋めするためにやっていないか?」と再確認してから発信するようにしたのです。そうしてみると、以前のように自分が人の投稿を見てうらやましいと思うこともなくなり、人との関係も広がるようになったと言います。

## すべての理想像は、「過去の経験」から生まれたものである

では、苦悩の正体である理想像とは、いったい何なのでしょうか? どうやってつくられていくのでしょうか?

答えは、**すべて過去の経験からつくられてきたもの**だということです。

中島さんの場合は「自分は他人から慕われる、友人より勝っている成功者であるべき」という理想像でしたが、これは彼の学生時代につくられたものでした。

常に他人と比べられながら育ち、学力で負けると、親から存在価値を認めてもらえなかったそうです。つまり、彼なりに傷ついてきて、それでも負けないようにがんばってきた。その過程で「人から慕われたい」「価値を認めてもらいたい」「勝たなければ」という価値感がつくられていったのでしょう。

このように**過去の傷ついた経験、悔しい思いをした経験**から理想像が生まれることもあれば、**過去に誰かから褒められ、もっとそのような人になっていこう、**という願望からつくられる理想像もあります。

また、**映画やメディアなどを通した他人へのあこがれ**から、理想像がつくられていく場合もあります。

さらに理想像は、**1つだけとは限らず、ある苦悩に対して2～3個出てくる場合**もあります。

## ただ「正体」に気づくだけで、苦悩は消えていく

いずれにしても重要なことは、理想像は無意識のうちに、いつの間にかつくられているということです。無意識のうちにできているものなので、心の奥底に意識を向けないことには、気づくことができません。

しかし、**一度でもその存在に気づくことができれば「ああ！　そうだったのか！」と腑《ふ》に落ちる体験ができる**ものです。

自分がしがみついていた理想像を発見した瞬間の気持ちを、英語で「Aha moment（アハモーメント）」と表現することがあります。これはつまり、大きな気づきを得たときの「目から鱗」な瞬間です。

私自身もそうだったのですが、理想像がわかった瞬間には、誰もが目を輝かせ、曇っていた心が一気に晴れる感覚になります。

「だから悩んでいたのか！」「そんなことにとらわれていたなんて！」と、あきれるくらいバカバカしい気持ちになるのです。

ただ気づくだけで、自然とその理想像を手放すことができるようになります。この瞬間、

「苦悩の状態」は「美しい心の状態」へと移行するのです。

ただし、理想像を見つけたときに**「それでも理想像を手放せない！」「どうやったら離れられるかわからない！」という場合には、その理想像は、自分が本当にしがみついている理想像ではない可能性が高いでしょう。**

もっと表現を変えたり、階層（抽象度や具体度）を変えたりしながら、ステップ2で出てきた15個の心の声をふまえて探していきます。

この第三のステップは、4つのステップの中核であり、もっともコツのいるところなので、別途第4章で理想像を特定するヒントを紹介していきます。

ステップ4

# 衝動的な行動から「正しい行動」へ

## 他人にとってではなく、自分にとって正しい行動を取る

では、最後となる4つ目のステップです。このステップで行うことは「正しい行動を選択すること」。

ここでいう「正しい行動」とは、「男性は○○であるべき」「女性は○○であるべき」「ビジネスマンは○○すべき」などといった社会通念や一般常識にとらわれた、モラル的で模範的な行動ではありません。

**自分中心の意識から離れ、相手やまわりを視野に入れた行動、また自分が本来やりたいと思っていることに沿った、その瞬間にふさわしい行動のことを言います。**

ステップ3で苦悩の正体であった「理想像」を発見できると、理想像からスッと離れる

ことができ、心は自然と美しい状態に戻ります。

すると心にはゆとりが生まれ、行動を選択できる余裕が出てくるのです。

苦悩にまかせた衝動的な行動、他人や自分を苦しめる行動ではなく、現実をより快適なものにしていくための、その瞬間にふさわしい行動を選択していけるようになります。

たとえば、先ほどの中島さんの例で言うと、苦悩の状態でいるときは自分の寂しさを隠して、悔し紛れに「いいね！」ボタンを押していました。そして、友人との間に心の距離ができ、何となく付き合いを避けてしまっていたのです。

苦悩の状態では、相手を責める気持ちや自分をみじめに思う気持ちが先行し、衝動的な行動を取ってしまいます。しかし、「友人よりも勝っているはずの自分」という理想像が認識できたことで、美しい心に戻ることができました。

このとき、中島さんにとっての正しい行動とは、すぐに友人に謝ることでもなければ、何か友人に対して行動を起こすことでもありません。ただ、**「友人よりも勝っていよう」と比較しながらがんばるのをやめるだけでいい**のです。

このように、「正しい行動を選択する」とは、必ずしも「それまでやってこなかった特別なことを行う」ことでもなければ、「模範的なことをする」ことでもありません。**理想像を**

**一時的に手放すことが大切なのです。**

理想像を一時的に手放した上でならば、「何もしない」と決めることも正しい行動になりえます。たとえばケンカしている相手がいたとして、「自分の顔を相手に見せることで相手が苦しんでしまう」と予想されるのであれば、相手のために自分の顔を見せずにそっとしておく、というのも相手のことを考えた行動です。

また、「人に感謝をするためにお手紙を書かなければならない」「お礼の品を送らなければならない」などといったことも、必要がありません。**「～しなければいけない」という行動こそが、自分中心の苦悩の心から生まれている考えであると**気づく必要があります。

手紙を書いたり、お礼の品を送ったりしようとするのは、「相手から自分がどう思われるか」という自分中心の考え方が根本にあります。

美しい心の状態であれば、手紙を書くか、それともお礼の電話にするか、それともお礼の品を送るか、ということが問題なのではなく、自分の心の中に温かい感謝の心があり、相手に対して「本当にありがたいなぁ」という気持ちを持ち続けることができるのならば、別に無理をして行動を起こす必要がないということがわかります。「いつか機会があれば」でよいのです。

心が美しい状態に変わると、それまで異常なまでにこだわっていたことがウソのように、スッとなくなっていきます。

とにかく、行動することがラクになるのです。

以上が、苦悩の心を美しい状態に戻すための4つ目のステップになります。

## 一度実践すれば、自分のパターンがよくわってくる

4つのステップをおさらいをすると、

**ステップ1　自分が苦悩の状態にいることに気づく**
**ステップ2　心の声（ゴースト）を見つけていく**
**ステップ3　苦悩の正体を知る（自分中心の思考に気がつき、自分がしがみついている理想像を特定する）**
**ステップ4　美しい心の状態で、自分にとって最適な行動を選択する**

という順番になります。

この4つのステップは、ささいなことから大きな人生の問題まで、どのようなときにも応用することができます。

大金を失ったとき、仕事を失ったとき、仕事でミスをしたとき、他人と争いになったとき、愛する人を失くしたとき、健康を害したとき……。

どんなに絶望的な状況だとしても、この4つのステップの手順を踏んで自分の心と向き合っていけば、必ず先が見えるのです。そして、心は平穏になり、前をしっかりと向いて行動していけます。

抱えている問題の大きさにもよりますが、最初は4つのステップをすべて行うのに1時間はかかるかもしれません。しかし、習慣づけているうちにどんどんスピードアップしていきます。

私自身も、最初に手ほどきを受けたときには1時間かかることもありました。しかし、次第に20分、10分、5分、1分と短くなっていき、今では直感的に苦悩の正体にたどり着くことができるようになってきました。

というのも、**「自分の苦悩の正体（理想像）」を特定していくと、自分の持つパターンがわかってきます。**「この苦悩のときは、こんな理想像にしがみついている」「この感情は、あのパターンかもしれない」……というように、自分自身への理解が深まり、自分の心に向き合うのがどんどんラクになっていくのです。

次章からは、さまざまなケースを例にとりながら4つのステップを実践する方法を見ていきましょう。現代人が陥りやすい「苦悩のパターン」がいくつかありますので、ぜひご自身のケースに当てはめながら読んでいただきたいと思います。

# 「4つのステップ」実践ワーク

**ステップ1　「気づく」**

・最近、心が曇った瞬間は？
・ネガティブな感情がある＝苦悩の状態だと気づきましょう。

**ステップ2　「頭の中をめぐる心の声を見つける」**

・心が曇った瞬間、どんな考えが浮かびますか？　15個の心の声を見つけましょう。
・心の声を挙げるときはセリフ調で、15個以上になってもOK。大事なのは「見つけ切ること」です。

## ステップ3 「苦悩の正体を知り、美しい心の状態に戻る」

・ステップ2で挙げた心の声のうち、どれくらいの割合が自分中心の意識から生まれたものであるかを確認しましょう（割合を確認することが重要です）。

・その心の声を参考に、苦悩の正体（無意識のうちにしがみついていた理想像）を見つけていきます。

・言葉にした瞬間、「あ、これか！」と腑に落ちれば、それが理想像です。

・しっくりこない場合（スッキリ感がない、心が晴れない場合）は、もう一度心の声を注意深く観察しながら、表現を変えてみましょう。

・うまくいかないときは、まだ心の声を出し切れていない可能性があります。ステップ2に戻り、心の声をもっと挙げていきましょう。

・理想像は1つとは限らず、2つ3つと出てくる場合もあります。

## ステップ4　正しい行動を考える

・ステップ3がうまくいけば、自然と美しい心の状態に戻っています。その上で、自分が本当にすべきことは何か考えていきましょう。

・今取るべき行動は？　自分が本当にやりたいことは？　相手のために何ができる？　思考がクリアな状態で考えてみます。

# 第3章

# あらゆる苦悩は解消できる

How to move into a Beautiful State

# 「仕事と時間に追われ続けている感覚」から脱するには

この章からは、前章で紹介した「4つのステップ」を日常生活でどのように活かしていけばよいかを解説していきます。これまで実際にあったさまざまなケースをもとに、実践の仕方を見ていきましょう。

まずは、カウンセリングをする中でも多い仕事に関する事例です。

**どんなツールを試すよりも前にすべきことがある**

何においても効率やスピードが追求される社会。やるべきことは常に山積みで、睡眠時間や休憩時間を削り、仕事のやり方を改善する毎日。さまざまなツールを利用してみたり、それなりに努力しているのに、それでもまだまだやらなくてはいけないことがある……。

「時間がない」「また仕事」と仕事に追われている人がたくさんいます。

そんな状況から抜け出すにはどうすればよいのでしょうか?

まず前提として、どのようなツールやフレームワークを試したとしても、**自分自身の意識状態に気がついていないと、どれも長続きしませんし、本質的な問題の解消には至りません。**

「仕事に追われている」感覚にあるときは、苦悩の状態だと気づく必要があります。美しい心の状態で仕事に取りかからなければ、本当の優先順位は見えてこないのです。

## 「部下が動かないなら、自分でやる」その結果……

東京都内で人材系ベンチャー企業を経営している高田(仮名)さん。周囲からの信頼はとても厚く、クライアントからの指名・紹介で業績を順調に伸ばしてきた人です。

彼もインドで心のあり方について学び、心を美しい状態にすることがいかに大切かを学んで、大きな満足感とともに帰国をした1人です。

しかし、その後数か月が経ち、組織を拡大し始めた頃から社内の不協和音に苦悩するようになりました。

高田さんは、「どのようなことでもやると決めて取り組めば、できないことはない」という信念のもとに仕事をしてきたのですが、新しく入ってきた仲間たちと仕事をする中で、思いどおりにいかない場面が増えてきたのです。

高田さん自身が実践してきたスタイルでチームを動かそうとすると、「社長は何を考えているかわからない」「自分で考えて行動してほしいと言われても、そもそも教えられてもいないのに、取り組み方がわからない」と、社員が不満を抱え始めたのです。

すると、「社員が働かないなら自分がやるしかない！」と、高田さん自身が無茶な働き方を始めます。そんな様子を見た社員たちのやる気はみるみる落ちていき、チーム全体の雰囲気もよくないものになっていったと言います。

高田さんも美しい心でいることの大切さを学んでいたのですが、日々忙殺される中で、自分の心と向き合う時間を取れていなかったのです。

このままではいけないと、高田さんは4つのステップを行っていきました。

## ステップ2 「心の声を見つけていく」

まずはステップ1で自分は苦悩している（美しい心の状態ではない）ことに気づき、ステップ2で頭を駆けめぐる社員への不満や、自分の心の声にはっきりと目を向けました。

・「どれだけやってもタスクが終わらない」
・「そのために雇った新入社員なのに、なかなか自分の思いどおりに動いてくれない」
・「何で社員は俺の気持ちをわかってくれないんだ」
・「俺だったらこれくらいのことはすぐにやっていたのに」
・「新入社員なんだから、福利厚生のことばかり気にして守りの姿勢に入らず、何でも一から学ぼう、と精力的になるべきだ」
・「仕事なんだから、もっと頭を使ってほしい」

高田さんの心の中には、このような思考がありました。

そして、さらに絞り出すように頭の中に駆けめぐる心の声を探していくうちに、「苦悩の正体」を探す鍵になる声が聞こえてきました。

・「妥協するべきか？」
・「でも、ここで社員を幸せにできないと、俺の社長としての器が問われる」

## ステップ3 「苦悩の正体を特定する」

そしてステップ3に移ります。

まずは、これらの心の声のほとんどが「自分中心の意識（アイコンシャス）」から起こるものだと確認していきます。高田さんの場合、「自分をわかってほしい」「相手（部下）が変わってほしい」という心の声が主でした。

これをふまえて、苦悩の正体（理想像）を探していきます。

高田さんが抱えていた理想像とはいったい何だったのでしょうか？　彼がしがみついてきたのは、こんな理想像でした。

**「どんな依頼にも応えられて、社員からも慕われる完璧な自分でありたい」**

ビジネスマンとしても人間としても模範的な、完璧なリーダー像にしがみついていたのだ、ということがわかったのです。

「だからか！」

その理想像を発見した瞬間、高田さんの目が輝きました。

自分が必死でしがみついていたものを発見し、**「常に完璧であることなど、できるはずもない！」**ということに気づいた瞬間、「いかにバカバカしいことに執着していたのだろう」と、苦悩の状態から脱出することができたのです。

## ステップ4 「正しい行動」

ステップ4では、「正しい行動」を考えていきます。

高田さんが苦悩の状態でもがきながら取ってきた行動は、「①無茶な働き方をする」「②目先の問題解決に目を向ける」というものでした。

彼はあらためて、今まで自分が行おうとしていたことを一つひとつ整理し始めました。

自社が行うべきことは何か？　自社だからこそできることは何か？　人の力になれる内容とはどんなものか？　力になれるクライアントさんはどんな方なのか？　その中で、社員はどのようにして成長を遂げていくイメージを持てるのか？

これらのことを決めていく段階で、自分の理想であった「どんな依頼にも応えられて、社員からも慕われる完璧な自分」であれるかどうかが、いかに本質的でないか、言葉を変えると、**「いかにどうでもいいことか」ということがますます確認できた**と言います。

自分が追い求めてきた理想像を一度手放し、これからの会社の方向性を考えていくことで、自分が本当にやりたいことが鮮明になり、会社全体のビジョンも明確になりました。その結果、社員とともに価値をつくり上げていくことに、再びやる気が出てきたのです。

「自分自身を信じてくれている社員のために、そして自分たちを信じてくれているクライアントさんのために、理想像にしがみつかず、ありのままで期待に応えていこう」と、意欲や感謝の念が湧いてきたのです。

さらに、高田さんはその過程で、もう1つの気づきを得ました。

それは、

「今まで自分がこれだけお客さんに恵まれていたのは、目の前の『今ここにいる人』に真剣に向き合い続けたからだ」

ということだったと言います。

この気づきを得てからというもの、行動が変わりました。

今では必ず朝に、短期間でも社員一人ひとりに声をかけ、近況を聞きながら「俺にできることはある？」と会話をするようになったのです。出社したタイミングで「あれ、ちょっと元気ないぞ？」という社員には、意識的に個別に時間を取るようにし、ちょっとした違和感から生まれる社員の不満にも、早い段階で気づけるようになったと言います。

そうして自分の意識ではなく社員中心の意識に行動を変えていったことで、高田さん自身はもちろん、その彼の下で働く社員も「美しい心の状態」に近づけており、業績も前年比30％以上のペースで順調に伸びているそうです。

## 「会社に行きたくない」本当の理由は？

このケースのように、「仕事に追われていて時間がない」という感覚のときには、いかに仕事のやり方を改善しても、どんなルールを試したとしても、またどんな人のアドバイスに従ったとしても、うまくはいきません。

そんなときには、

・「こんなにがんばっているのに、なぜ認められないんだろう？」
・「自分にこの大きな仕事がこなせるだろうか？」
・「このプロジェクトは本当に成功するだろうか？」

などと「過去」や「未来」に思考がいき、本当に今やるべきことが見えません。「仕事に追われているような感覚」は、だからこそ起きます。

このような苦悩の心の状態にあるときに起きるのは、「ムダな思考」「ムダな動き」です。**本来やる必要がないことを一生懸命やって、他人の行動にいちいち感情を動かされ、必要のないことにたくさんの時間を浪費してしまいます。**

一方で、自分の心に向き合い、苦悩の状態を解消しておくと、仕事に明確な優先順位がついていきます。

結果に直結する一番大事なことにまず取り組み、そのあとで二番目、三番目に大事なこと……と時間を忘れて没頭することができ、仕事が片づいていくごとに心は達成感で満たされていくのです。

これはたとえば、「明日会社に行きたくない」といったことでも同様です。

なぜ会社に行きたくないのか？

4つのステップで追求していくと、

・「自分はいい人であるはず（だから人付き合いで無理をしているのが苦痛）」

・「自分は人に感謝されるべき人であるはず（なのに認められず、感謝されていない職場環境に不満）」
・「自分はもっと価値のある仕事をすべき成功者であるはず（なのに現実では小さな仕事ばかりでイライラ）」

といった理想像にしがみつき、それゆえに会社や仕事への不満が生まれているとがわかることがあります。

そうした苦悩の本質がわかれば、

・「バリバリやっていかなければいけないときに、いい人に見られるかどうか、必死になる必要はないな」
・「別に仕事なのだから、誰からも好かれようとする必要などないのでは？」
・「人に感謝されずとも、自分が納得できる仕事ができていることが重要なのでは？」
・「たしかに今の仕事は退屈だけれど、ならば仕事を早く片づけて余った時間で好きなことができないか？」

……などと、現実的なところに目が向き始めます。

心が美しい状態にあると、自分が置かれている環境を恨むことなく、感情的になることもなく、適切な行動を取ることができます。

「上司が嫌いだ」「会社をやめたらどうすれば？」などと、1人で延々と思い悩まなくてよいのです。そして、自分の行く道を確信をもって決めていくことができるようになります。

# 幸福は足し算で手に入るものではないということに気づく

## 「どんな目標を達成しても、なぜか満たされない」成功者の孤独とは

仕事がある、家庭がある、別段経済的に困っているわけでもない、プライベートもそれなりに充実しているなど、特別不満のある環境ではないはずなのに、なぜか「空虚感」に襲われている。そんなケースに出会うこともよくあります。

思い悩むとまではいかないまでも、何となく人生の目的を失くしているような、「自分が本当は何をしたいのか」がわからない、という人は実に多いのです。

たとえば「何が何でも資産10億円を築く」と目標を立て、がむしゃらに仕事に精を出してきた人が、実際に10億円を手に入れたとき何が起きるでしょうか。

達成した瞬間は、自分の努力が報われたと喜びに浸ることができます。「これまでの努力

はムダではなかったのだ！」と、その余韻はまさに夢のような心地です。

**ところが、その感覚は長くはもちません。時間が経つにつれて、徐々に喜びや快感が薄れ出すのです。**

次第に、「私が手に入れたかったのは、こんなものだったのか？」という空虚感や、数字が減っていくことへの恐怖感が生まれてきます。

すると、その空虚感を埋めようと、恐怖感から逃れようとして、さらなる目標設定をしていくのです。目標はどんどん上がり続け、数字やステータスに追われながら人生のサイクルが続いていきます。

息をつく暇もなく仕事に勤しみ、目標を達成し続け、さまざまなものを犠牲にしながらも努力を続ける。

その姿はまわりからすると「すごい。圧倒的な努力である」と尊敬されることもあるでしょうが、残念ながら本人には一切満足感がありません。「なぜかわからないけれど、むなしい感じがする」のです。

そのサイクルに疲れてしまうと、病気に陥ってしまったり、自分が築いてきたものを失う恐怖に苛まれるようになります。

最終的に「自分の人生とは何だったのか？」と、ぬぐいきれない孤独感やむなしさに襲われている人は少なくありません。

成功を追い求め、達成したらさらなる成功を追い求め……というサイクルにはまっているときは、幸福を後回しにして生きている状態です。

では、**なぜ幸福感や満足感が得られないのかというと、「今を生きていないから」です。**生きている時間のほとんどを未来に費やしているので、今を生きている時間が少ないのです。

## 苦悩の状態から「MORE」を求めてはいけない

人間は、「MORE（もっと）」を追求し続けるものです。もっとほしい。もっと快適に。もっと効率的に。そのこと自体は否定すべきことではありません。

しかし問題なのは、**「もっと何かがほしい」という願いが「苦悩の状態」から生まれたのか、「美しい心の状態」で生まれたのか、ということです。**

苦悩の状態で生まれた願いは、達成されるにしろ、達成されないにしろ、あとで必ず自分を苦しめることになります。

たとえば、「自分は成功者であらねばならない」という理想像に縛られている人は、このように考えるかもしれません。

・「もっとお金があれば高級車が買える。そうすればまわりから〝成功してるんだ〟って思われるだろう」

このような考えのもとに目標を追求してしまうと、先ほど挙げた例のように「せっかく目標を達成したのに心が満たされない」という状態になります。なぜならば、その人が**本当に求めているものはお金でも高級車でもなく、成功者としてのイメージを固めることだからです。**

また、その目標が達成されない場合も「なぜ目標が達成できないのか？　そんな自分には価値がないのではないか？」と、苦しむことになってしまいます。

**足りないものを増やすことが幸福の本質ではない**

「成功者でなければならない」という理想像以外にも、「人を助けられるヒーローになりたい」、「父親／母親のような存在になりたい」など、理想像の種類はさまざまです。

しかし、ほとんどの理想像は深層意識の中に根づいており、

・「それ（理想像）を追求するのがあたりまえ」
・「それが自分の本来の姿である（そうでなければ自分でない）」

と刷り込まれています。日常の行動の多くは、そんな理想像にもとづいて無意識的に行われているのです。

そして、理想どおりでない状況に出会った途端、ネガティブな感情が湧いてきます。苦悩から「MORE」を求めるのは、まさにそんなときです。

**「自分に足りない何か（＝理想のイメージを固めるための要素）」を埋めるために、お金、社会的地位、贅沢、ブランド品などの外部要因を求めてしまいます。**より高い目標を設定し続け、終わることのない「MORE」を求めるサイクルが始まるのです。

## 心が美しい状態で求めれば、落ち込むことはない

では反対に、美しい心の状態で目標を掲げるとどうなるでしょうか?

**美しい心の状態で立てる目標は、「あとこれくらいお金があると便利になる」など、非常に素直で現実的なものになります。**

たとえば、「お金をもっと稼いで車を買いたい。そうすれば通勤がラクになり、空いた時間で家族と過ごせる」という目標設定の場合、心はまったく苦しみません。その先に何をしたいかがはっきりとわかっている状態だからです。

この場合、もしも目標が達成されなかった場合でも「通勤はちょっと不便なままだけれど、別に何が減るわけでもないし、いつかまた機会がくるだろう!」と、否定的に捉えることもないので落ち込んだりしません。

他にも、「今取りかかっているプロジェクトを成功させたい。なぜならその結果、より多くの人の生活がラクになるから」という目標設定も、自分中心の意識ではなく、相手(世の中)を意識したインスピレーションにもとづくものなので、心が美しい状態のまま仕事に臨むことができるでしょう。

真の幸福や満足感は、手に入れようとして入るものではないのです。**今足りない何かを増やすことで幸せになるのではなく、美しい心の状態になったとき、自然と心の底から湧き上がってくるものだと気づかねばなりません。**

自分の掲げている理想像に気づくことが、何よりも最初にすべきことです。

## ウォール街の大物投資家の苦悩

私がワンワールドアカデミーで生徒としてクラスを受講していたとき、ウォール街の大手投資企業でトップを務めるリチャード（仮名）と知り合いました。

彼はメディアで引っ張りだこの有名人なのですが、彼が心の授業に参加した理由は、「事業に失敗し、数億ドル単位の損失を出してしまい、その責任を問われて会社に退任を強要されたことから、妻のすすめでここに来た」というものでした。

彼がクラスを受講していたその日も、メディアは彼の失敗の記事で埋め尽くされていました。

相当にシビアな戦いを勝ち抜いてきたビジネスマンですから、「苦しんでいる」とは表面には出さず、食事のときにもビジネスの話で盛り上がっていました。

また、クラスを受け始めた頃は、自分と対等だと思える人とだけ話し、自分よりも下のレベルだと思う人は完全に無視していました。そのようにしてビジネスの世界でも勝ち続けてきたのでしょう。

授業には必ず遅れて来ましたし、授業に出席しなかったときもありました。授業中でも寝そべりながら受ける、という様子です。

ところが、クラスが始まって3日目くらいだったでしょうか。先生はリチャードに優しいながらも、ピシャリと言いました。

「リチャード、背筋を伸ばして座りなさい」

先生からそう諭された瞬間、彼は飛び起き、「イエス、イエス！」と背筋を伸ばして座り、少しずつ積極的になっていきました。

リチャードはある授業の中で、先生にこう質問しました。

**「先生、僕の頭の中のヘビ（思考）を鎮めるにはどうしたらいいんでしょうか？　僕の頭の中にはヘビがいっぱいいて、うねうねとうごめいていて、どうしようもないんです」**

彼が初めて、自分の苦悩を漏らした瞬間でした。

その後、リチャードは真剣に授業に参加するようになり、いかに自分中心の意識にとらわれていたか。また、すべての苦悩は、「自分は成功者であるべき」という理想像にしがみついてきたからこそ、生まれたものだったことに心底気づきました。

その気づきを得た日、リチャードはキャンパス内のテラスで仰向けになり、朝方になるまで起きてこなかったと言います。キャンパス内で働いているスタッフは心配しましたが、先生たちは彼をそのままにしておくように伝えたそうです。

その後、彼は大きく変わりました。

リチャードが**ビジネスで、また自分の人生で戦ってきた相手は、人ではなく自分の「私は成功者（であるはず）」という理想像だった**と確信したからです。

まわりの批判が（気にしていないふりをしていても）気になり、過去の栄光との比較で頭の中はいっぱいになり、やらなければならないことも見えない。苦しみの中でまわりも見えない。そんな状態で長年戦い続けてきたことに気づいたのです。

心の授業を経験して帰国したあと、彼は家族をつれて再びインドを訪れたと言います。そして、家族全員で美しい心のあり方を学んだそうです。

現在、リチャードは新たに会社を立ち上げ、再び投資ビジネスで活躍することを目指しています。ＳＮＳなどでその様子を見ていると、生き生きとしている様子が伝わってくるようです。

美しい心の状態であれば、目標達成するために一生懸命努力をしている中でも、満ち足りた気持ちで過ごすことができます。

豊かな心を持つことと、経済的な豊かさを求めることはまったく矛盾しないのです。

# 人が思いどおりに動かないとなぜ苛立ってしまうのか？

## 自分の求めるレベルに追いついてこない部下への苦悩

部下や後輩への指導をするときに苦悩が生まれるのも、非常に多いケースです。壁にぶつかるとすぐにあきらめてしまったり、明らかに努力が足りなかったり、アドバイスしたことを根本的に無視して行動している部下を目の前に、イライラを募らせたことはないでしょうか？

何度も同じことを伝え、サポート体制も整えているはずなのに、なかなか成長しない。一方で、自分自身はマネジメントの立場としてチームの数字を出さなければいけない。

いったい、そこに解決策はあるのでしょうか？

経営者の方たちとセッションを行うと、多くの方がこの苦悩を共有しています。たとえば直近でセッションを行った2人の経営者。1人は東京で、もう1人はシンガポールで事業を行っている方です。バックグラウンド（背景）も職種も違うのですが、部下に対する思いは共通していました。

・何度も注意しているのに、なかなかわかってくれない
・自分の目指していることや、やってほしいことを理解してくれない
・成長してくれない部下にはあきれてしまう

と、示し合わせたように言うのです。

それまで彼らなりに社員教育の工夫はしてきましたが、望ましい結果が出ていないことにフラストレーション（不満）が募っているようでした。

せいいっぱいやっているのに、部下はわかってくれない。これは明らかに自分の問題ではなく、相手（部下）の問題なのでは？　何が悪いのか？　と苦悩する彼らに、4つのステップを試してもらいました。

## 「恐れ」こそが、苦悩の原因であった

まずはそれぞれが苦悩の状態にある、ということを認識してもらい、第二のステップへ。

すると、共通する心の声（ゴースト）が出てきました。

それが、

・「俺の言うことを（部下が）聞いていない」
・「このままでは経営が失敗する」

といった考えでした。

では、これらの心の声（ゴースト）は、どんな理想像にもとづいたものなのでしょうか？

ステップ3で苦悩の本当の正体を追求していくと、見えてきたのは「自分は成功者であるはず」という理想像だったのです。

「自分は成功者である」という理想像が、

・「（部下が）ちゃんとやってくれなきゃ自分が失敗する」
・「失敗したと他人から思われたらどうしよう」

という苦悩を起こしていたのでした。

「自分は、今まで苦労してここまでの地位や名声を築いてきた。しかし、ダメ社員がいるために、失敗するかもしれない。そうすれば自分の成功者としての理想像が崩される」

そんな恐れが彼らを苦悩させ、フラストレーションを溜める原因となっていたのです。

このように、**人と接するときの苦悩の多くは、「恐れ」が原因となっています。その恐れとは、自分の理想像が壊れてしまうかもしれない、という恐れです。**


**完璧な親には完璧な子どもがいるはず、という恐れ**

これは子どもの教育でも当てはまります。

親が子どもにまくし立てるようにガミガミと怒っている瞬間などは、感情まかせになっている状態です。叱っているのでも諭しているのでもありません。

その行動の裏には、「自分の理想像が壊れてしまうかもしれない」という恐れが潜んでいいるのです。

たとえば「自分は完璧な親である」という理想像を持っている人は、子どもの怠けているような態度を見ると、途端にネガティブな思考が湧いてきます。

・「完璧な親には完璧な子どもがいるはず」
・「子どもに自分の理想どおりに動いてもらわないと、自分の完璧な親としてのイメージが壊れるかもしれない」

といった恐れが生まれるのです。

そのために、子どもが公共の場で大声でわがままを言いながらわめいていたりすると、

**「私は完璧な母親なはずなのに、子どもが無様にも泣きわめいているなんて、母親失格と思われるかもしれない」**

という思いが先行し、子どもの気持ちをどう整えていくか、冷静に考えることができま

せん。「こんなところで泣くんじゃないの！」「もう知らないからね！」などと、ネガティブな感情をそのまま子どもにぶつけてしまいます。

このようなことを続けてしまうことで、「子どもと心が通じ合わない」ということになるのです。

私たちは、そうした恐れが、「自分自身が抱く理想像への執着から生まれていること」を強く自覚しないとなりません。

理想像は、子ども時代や学生時代を通して獲得してきた場合がほとんどです。

素晴らしい親を持った人が、彼らのようになりたい、と憧れをもって理想像を抱くケースもありますし、親から心身ともに虐待を受けてきた人は「絶対に親のようにはならないぞ」という決意をして素晴らしい親になるという理想像をつくり上げていくケースもあります。

そうした理想像にしがみつき、執着が強くなればなるほど、苦悩も深まるのです。苦悩の状態から生まれる行動は、自分の理想像を保つために行われる衝動的なものになります。

つまり、**「部下のため」「子どものため」に、と思ってしたはずの行動が、実はすべて自分（の理想像）を守るために行っていることであった、ということに気づかない限りは、よ**

**い教育などできるはずもないのです。**

## 恐れを取り払うことで、真にいいアイデアが浮かんでくる

先ほどの2人の経営者のケースに戻すと、「成功者である」という自身の理想像から、

・部下の失敗→会社の経営の失敗→自分の失敗

となることを恐れ、フラストレーションが溜まり、社員とも心が通じなくなってしまっていたのです。本当の苦悩は、「部下が成長しないこと」ではなく、「自分が成功者になれないこと」であったのです。

もしこのようなフラストレーションを抱いた経験のある人は、「自分は成功者である」という理想像にしがみついていていないか、自分に問いかけてみてください。

人からどう見られるかに気を取られて失敗を恐れるあまり、本来自分が達成したいことができていない。それがいかにバカバカしいことであるか気づき、理想像を手放していくことです。

そのとき初めて、課題を解決するためのいいアイデアが浮かんできます。心にゆとりが生まれ、社員自身のことを理解してあげられる状態になっているので、社員が本当にサポートを必要としているかどうかを判断できますし、必要であれば社員の異動などの決断が迷いなくできるのです。

## 親への尊敬と反発心が理想像をつくっていたケース

似たようなケースを、もう1つ紹介しておきましょう。

創業50年を超える専門サービス業の2代目を担う竹中（仮名）さんという社長がいます。竹中さんの父親は創業社長であり、経営者として会社を切り盛りしながら、数々のビジネスコンテストに入賞し、社会貢献活動でもリーダーシップを取るなど、パワフルな存在感を持った人だったと言います。

そのため、竹中さんは昔から何をやっても「素晴らしい社長の息子」「先代の息子」として見られ、それに対して反発心を持っていたと言います。

その一方で、竹中さんは末っ子の長男であり、父親には子どものときから非常にかわいがってもらったそうです。ティーンエージャーになり反抗期を迎えたときにも、父親は竹中さんと向き合い、何とかよくならないか、と見放さなかったと言います。

そして社会人になり、外資系企業への就職を経て、満を持して父親の会社に入社し、会社を継ぐことを視野に入れながらバリバリ働いていました。

そんなある日、竹中さんの父親が癌《がん》のために余命半年の宣告をされました。

竹中さんはそのとき、初めて父の偉大さに気づいたと言います。

仕事関係の人脈、銀行との関係が良好であること、それらはすべて父親のおかげであったことに気づき、嫌悪感を抱いていたはずの「先代の息子」という姿に、完全に甘えてしまっている自分に焦りを感じたと言います。

そのため、取引先との関係にも、社員との関係にも不安がつきまといました。父親の延命治療に必死になり、その中で焦って行われる業務、人間関係のぎこちなさ、そしてお金のプレッシャー。あらゆる引き継ぎを行う上で、竹中さんと父親は何度もぶつかり合ったと言います。

結局、余命宣告から2年後、壮絶な闘病生活を経て父親は息を引き取ったそうです。

子ども時代から父の栄光のプレッシャーが肩にのしかかっていましたが、父が亡くなった後もそのプレッシャーから逃れることができませんでした。

常に父親の姿と自分とを比較して、できない自分を責める日々。

・親父のような経営者にならなければならない
・営業もできて、社員とのコミュニケーションも良好でなければならない
・会社をしっかり継承しなければ。絶対にこの世の中に残していかなければ
・弱いところなんて、取引先や社員に見せるわけにはいかない
・悔しい。何で社員は会社を離れていくのか
・こんなにも社員のためにと思ってがんばっているのに、誰も二代目の大変さをわかってくれない。いっそのこと、ゼロからやり直そうか……

このような考えが頭の中をぐるぐると渦巻いていたのです。

竹中さんは、4つのステップを実践していく中で、それまで見てみぬふりをしてきたこうした心の声（ゴースト）に初めて向き合い、その叫びに気づいたと言います。

では、竹中さんのこれらの苦悩を生み出す理想像とは何だったのか？

それは、

## 「親父のように、攻めも守りもこなす偉大な経営者でなければならない」

という理想像でした。

この理想像にしがみつき、父親の影をいつでも追っていたため、まわりの人と本当の意味でつながることができなかったのです。

それに気がついた瞬間、竹中さんの肩の力はすーっと抜けていきました。

「こうでなければならない」という思い込みの鎧が一枚ずつはがれていく、そんな感覚に包まれ、感動の涙がうっすらと目に浮かびました。

セッション後、竹中さんは社員と定期的にコミュニケーションを取るようになったと言います。常に社員に対して「何かできることはある？」とカジュアルに聞くことから始めているそうです。

今までは「こうしなければならない」という「MUST」のコミュニケーションをしていたけれど、今現在は「こうしたい、こうしてあげたい」という「WANT」からのコミュニケーションを行っていると言います。

このように、美しい心の状態になると、「相手を変えようとしてはいけない（強制してはいけない）」とごく自然に考えられるようになります。

人を育てるとは、相手を自分の思いどおりのレールに乗せるのではなく、成長をサポートするだけでいい、ということが実感してわかってくるのです。そして、少しでも社員の成長が見られたときに、心から喜んであげることができます。

また、美しい心の状態では「あいつはダメだ」という批判的な見方で人を判断しません。**「もっとこんな方法なら活躍できるだろう」という見方ができるようになる**ので、その人の本当の能力や適性をふまえながら環境を整えていくこともできます。

人との関わり方を改善していく方法もまた、自分の心の状態を美しくしていくことで自然となされていくものなのです。

# 本物の自信は、理想像への執着を手放したとき自然に手に入るもの

**態度が変わるのは自信のゆらぎを調整しているとき**

学歴、会社のブランド、収入、住む場所、パートナーや交際している人の地位や見た目、SNSのフォロワー数や職業などを比較して、「自分がいかに特別な存在であるか、気にしてしまう」ことはないでしょうか。

この比較は、他人との比較だけではありません。自分自身の過去の成功体験と比べたりもします。

比較することで一喜一憂し、優れている場合には気分は安定しますが、劣っている場合にはひどく落ち込んでしまう。

**このような苦悩はどこからくるかといえば、自信のゆらぎです。**

たとえば社会的地位が高い人（自分より成功していると思っている人）と接したときに、緊張をしたり、異様なほど丁寧に接したり、自分を卑下してしまったり、反対に相手に向かって自分自身を大きく見せようとしたり、というのはその典型的な例です。相手にコンプレックスを感じ、自信がなくなってしまっています。

では、**失った自信を取り戻すために人は何をするかというと、別の場所で自分を大きく見せようとします。**人をバカにしたり、批判したり、自慢話を並べてみたり、SNSの「いいね」の数で自尊心を満たそうとしたり、という具合です。

しかしながら、当然それらはその場しのぎにしかなりません。

## 自己暗示が解決方法としてよくない理由

一方、「自分に自信がない」ということを自覚している人は、自信をつけようと努力をする場合もあります。

有名な方法は自己暗示です。「自分は成功者だ」「自分は美しい」「自分は若い」「自分にはできる」などと紙に書き、壁や鏡、コンピューターなどよく見る場所に貼るなどして、毎日見ながら自分自身に言い聞かせるというものです。

最初のうちは潜在意識がじゃまをして、「それは違う」「私は成功者じゃない」「自分はもう若くない」「素晴らしくない」などと自分の心の中で反発があるかもしれないけれども、そのうち潜在意識も負けて、とうとう「わかったよ、私は成功者です」と受け入れるようになる、という方法です。

しかしながら、この手法では一時的には自信を取り戻せるかもしれませんが、心の本音である「いや、本当は違う」という声を無理やり押しつぶしている状態です。本心を押さえつけてつけた自信はまさにハリボテ、長続きしません。

さらにこの方法がよくないのは、自分が「成功者である」などと言い聞かせ、言いくるめることにより、**結局自分自身の中の「成功者」という理想像を強化してしまうことです。**

うまくいっているときはいいですが、何かのきっかけでギャップができたとき、ネガティブな感情がすぐに生まれ、ひどく苦しむことになります。理想像への執着が強いほど、どうしていいかわからなくなるのです。

## 本当の自信とは何か

では、真に自信をつけるには何が必要なのでしょうか？

それは、心を美しい状態に戻し、自分で自分のことを批判するのをやめる、ということです。

心の中で自分自身への批判の声が静まったとき、自然と自信は湧いてきます。

どんな理想像にもしがみつくことなく、今の自分をありのまま「Whole（全）」として受け入れること。自分に対しての批判、蔑み、評価する声がなくなったとき、初めて心の中に平穏が生まれ、ありのままの自分を受け入れ、肯定することができるようになります。

**自分という存在をまるごと受け入れ、「私は私のままでいい」と肯定している状態が、本当の自信なのです。**

## 睡眠障害を抱えていた女性の苦悩

ある中小企業社長の秘書をしている女性とセッションをしたときのことです。その方は美しく、物腰も柔らか。忙しく働く社長をしっかりサポートする、まさに「有能な秘書」そのもの、という印象を与える人でした。

そんな彼女が悩んでいたのは、遺伝的な睡眠障害を患っており、そのせいでいくら寝ても日中眠くなってしまうという症状でした。静かなオフィスや会議室などではすぐに症状が出てしまうので、なるべく体を動かすなど、毎日がチャレンジと工夫の繰り返しだと言います。

彼女は、今では自分の体のことを受け止めていると言います。しかし、ふとしたときに、悔しさや絶望感を感じるときがあると言います。

というのも、彼女には悔しい思い出がありました。学生のとき、どんなにがんばって努力しても授業中に眠たくなってしまい、大学受験のための勉強が思うようにできなかったということです。その結果、**第一志望の大学には受からず、別のB大学に進学して今に至る**のだと言います。

それはもう過ぎたことであると頭では理解をしているのですが、たとえば母親と昔の話になると、「受験に失敗したのは本当に残念だったわよね」とがっかりされた声で言われ、今の仕事状況を見ては「病気さえなければ大企業でバリバリ働けたのにね」……と、まるで「病気のせいで失敗した」というレッテルを貼られているような気がすることがある。そして、そんなふうに思われるのが嫌だから、それとなく親との間に距離を感じている、と言うのです。

さらには、人と話しているときにも「どの大学を卒業したの？」といった話題になったとき、「B大学です」と大学名を言う瞬間には、やはり込み上げてくる感情があると言います。

## コンプレックスは、思いもよらないところに潜んでいる

そんな彼女と4つのステップに挑戦してみました。

まずは苦悩の状態を確認し、第二のステップで出てきたのは

・「この病気さえなければ第一志望の大学に行けたのに」
・「悔しい」
・「何で私がこんな目に?」

などの心の声(ゴースト)でした。やはり、いずれも自分中心の意識によるものです。

では、彼女の本当の苦悩とは何なのでしょうか。どんな理想像が彼女を縛っていたのでしょうか? それは、

**「自分は本当は（B大学以上に）頭のいい人」**

という理想像でした。彼女の思考を掘り下げて会話をしながら、こんな質問をしてみました。

「B大学に行った人を軽蔑したり、見下したりしていませんか？」

すると、彼女は驚いた様子でハッと顔を上げました。

図星であったのと同時に、しかし、彼女自身は**自分がB大学の人たちのことを軽蔑しているなどとは思ってもみなかったのです。その気持ちは、心の中に眠る潜在意識の中で起きていたものでした。**

「B大学の人たちのことを軽蔑している」とは、裏を返すと彼女の中では「B大学の人は頭の悪い人」、そして「自分は頭のいい人」となっているということです。

彼女は、自分がそんな独りよがりな理想像を持っていたことにびっくりし、同時にこうも思ったと言います。

「なんて滑稽なことだろう」

自分がしがみついていた理想像がわかった瞬間、「すごく自分が恥ずかしくなってきました」と笑みがこぼれ、そして「美しい心の状態」に戻ってきたのです。

この状態で第四のステップに移り、真に快適な正しい行動を考えていくと、結局は彼女自身が「B大学の人より頭がいい」という理想像を捨てればいい（捨てていい）、というところにたどり着きました。

そう決めると、母親に大学や今の会社について言われても、動じることがなくなりました。

なぜならば、B大学での生活は充実したものだったと、あらためてB大学で過ごした日々に感謝の心が出てきたからです。また今の会社も、魅力的な人々にたくさん会える職場であり、社長も自分の体のコンディションを理解してくれており、自分にとっては充実したものだという実感が湧いてきました。

誰に何を言われようと、自分は人生を満喫していると感じていれば、それはどうでもいいことなのです。

今では、誰から出身大学を聞かれても、平然と「B大学です」と答えられるようになりました。最近では、大学時代の友人と再会する機会もずいぶん増えているとのことでした。

このように、（自覚はまったくないけれど）必死でしがみついていた理想像の存在を知るだけで、心は穏やかなものになります。

「なんだ、こんなことにしがみついていたのか」という感覚です。

彼女のように、学歴や勤め先にコンプレックスを感じる場面は多いかもしれません。

たとえば、私が生活しているハワイでも、ビジネスをする上では、地元の私立高校であるプナホウ・スクールを出たか否かが非常に大切になります。初対面のときに（出身大学ではなく）出身高校がどこかで判断され、それから先のビジネス上の待遇もずいぶん変わってくるのです。

これと同じように、出身地や出身校、勤め先で相手が自分を判断してくることは多々あるでしょう。

しかし、心が美しい状態にあると、「それがいったい何なのだろう」と、気にすることがなくなります。ありのままの自分を受け入れることが自然とできてくるのです。

ステータスで人を差別する人には、そうさせておけばよいのです。どんな環境に身を置いているかなど、人生の中では大した問題ではありません。

## 見た目も、健康状態も、人は必ず変化していく

他人との比較の問題でもう1つ知っておかなければならないのは、人は常に変化していくということです。いつまでも今の状態を維持していくことは物理的に不可能です。人は老いていきます。見た目も機能も当然変わります。また、病気にかかってしまった人はその症状と戦いながら人生を生きていかなければなりません。体の一部を失った人は、五体満足のときとは違う生活をしなくてはなりません。

変化していくことが当然であるにもかかわらず、**過去の自分はこれができたのに、あれができたのに……と悔やむのは、今の人生を捨てているに等しい行為なのです。**

そうではなく、「今をどう生きると自分はよい状態でいられるのか」を知り、その方法を学んでいくことが必要になります。

オーストラリア出身の講演家で、ニック・ボイジッチさんという男性がいます。

彼は両手・両足のない体で生まれ、私たちが何気なくする動作でさえも自分ですることができませんでした。手がないので、普通にメールを打つこともできなければ、食事をス

プーンやフォークを使って食べることができません。一度転んでしまえば、すぐに起き上がることもできません。

そんな体を持って生まれたニックさんは、8歳のときには「なぜ僕はこんな体で生まれてきたんだ？　死んだほうがマシじゃないか？」と思ったこともあるそうです。

しかしながら、あるとき、**これが自分自身のゲーム（人生）であることを受け入れ、マスターをしていこうと意識を集中するようになった**と言います。

何日もかけて「電話の取り方」を習得し、「転んだ体勢から起き上がる方法」を習得し、「ご飯の食べ方」も習得していきました。

その後は同じ要領で、自身のことはすべて独自の方法でこなせるように、必要な能力を身に着けていったのです。今ではサーフィンや釣りなどのレジャーも楽しむようになり、世界中の学校や施設などでの講演活動をする日々だと言います。

ニックさんも、かつては「五体満足が一番である」という理想像を持ち、「なぜ僕はこんな体なんだろう？」「生きている意味がない」と負のスパイラルに陥っていました。しかしその理想像を捨て、「今の自分が自分である」と決め、自分のゲームをマスターすることに集中した結果、人生を前向きに過ごしているのです。

日常の中で劣等感を感じることがあったときには、コンプレックスとは克服するものではなく、受け入れるものだということ。**そもそも、コンプレックスという概念こそが理想像にしがみつく心から生まれるものだということを、思い出してみてください。**そして、自分にしかできない、自分のゲーム（人生）をマスターすることに集中してみてください。

その先にこそ、心が真に平和になる感覚があります。

# 美しい心の状態でのみ判断を下すと決めると、不安や迷いから脱することができる

## 未来への不吉な予想が不安を生み出す

人の心を悩ませる心の状態の1つが、「不安」です。

不安で頭がいっぱいになっているときには、仕事が手につかない、夜眠れない、人の話が耳に入ってこない、など日常生活に支障をきたしてしまいます。

では、そもそも不安とはどんな感情で、なぜ起きるのでしょうか？

**不安とは、将来起こりうる悪い出来事を予想し、自分の頭の中で悶々と考えている状態**です。

意識は未来に向かっており、「もし、こうなってしまったらどうしよう」「ああなってしまったらどうしよう」と、頭の中がごちゃごちゃになって整理がつきません。

不安を抱えたままでいると、人は視野が狭まり、小さい考えしかできなくなり、行動も小さくなります。そして、行動が小さくなることで、ますます自分らしい生き方ができなくなってしまうという悪循環に陥ってしまうのです。

## 「絶対に失敗できない」という苦悩

私の主人はアメリカ人で、長い間個人ビジネスをしてきました。ハワイ島でいくつかの不動産開発事業をやっていたのですが、リーマンショック以降の不況の影響をもろに受け、すべての事業がうまくいかなくなりました。

周囲できらびやかに生活していた投資家たちが次々と財産を失くし、倒産していきました。私たちの会社もかろうじて倒産は免れたものの、資産のほとんどを失ったのです。

子どももいる中で、これからお金をどうしようかと試行錯誤をする日々が始まりました。住む場所を変え、車を売り、生活の出費を削り、安定収入を得ようと就職活動をしたり、一発逆転を狙ってデイトレードの勉強を夫婦で始めたり、また本業で新しいプロジェクトに挑むなど……何とかこの苦境から脱出せねば、ともがいていました。

そうして「ああでもない」「こうでもない」と模索している私たちに常につきまとったの

は、「自分はうまくできるだろうか？」「今回はうまくいくだろうか？」「このプロジェクトは成功するだろうか？」といった言いようのない不安感でした。

もしまた失敗したら、今度こそ倒産してしまう。それればかりか、自分たちに投資をしてくれた人の期待を裏切り、それこそ再起不能になってしまうのではないか？

そんな状況で決断を下そうとすると、**「絶対に失敗してはいけない」という恐れが先行して、ますますいい判断ができなくなる**……そんな負のループにはまっていたのです。

しかし、そんな折に4つのステップを実践するようになり、自分たちの心の状態に意識を向けるようになりました。

## 美しい心の状態でのみ判断を下す

私たちが鉄則にしていることは、「美しい心の状態でのみ決断を下す」ことです。不安や恐れの気持ちがどこかにあると、いい結果が出ないことを何度も経験したからです。

**「今しようといている決断は恐れからきているのか、それとも将来への建設的なビジョンからきているのか、どちらだろうか？」**と夫婦で確認をするようにしています。

目先の利益に飛びついて「これはやっておいたほうがいいかなぁ……どうしよう……」

という微妙な案件には手を出すことがなくなり、「これを絶対にやりたい！」という仕事だけをする、ということを徹底できるようになったのです。

すると、会社の業績は次第に回復していき、何よりも素晴らしい人々との出会いが絶えず、ラクに生きられるようになりました。以前は戦う姿勢で必死にチャレンジをしている、という感覚でしたが、必要以上に身構えず、流れに身を任せる部分が増えてきた、という感覚です。

もちろん人生には困難な状況、チャレンジしなければいけないときは何度でも訪れます。そのとき一時的には苦悩の状態に陥るのですが、**美しい心でいる時間を長くしていくことで、「これはおかしい」ということに早く気づけるようになります。**そして、苦悩の状態を解消し、すぐに軌道修正をかけていきます。

不安に思っているときは、まず自分の意識が「苦悩の状態」に入っているということに気がつくことが大切です。

少しでも不安を感じたときには、すぐに4つのステップを行って美しい意識状態に戻していきましょう。その繰り返しで、美しい心の状態でいる時間が日に日に長くなっていくのです。

# 仕事の成果と家庭の平和の両立は、時間の有無が問題なのではない

## 仕事と家庭は両立できるのか

家庭の平和をどう維持するのか。これは夫婦にとっても、またそのもとで育つ子どもにとっても非常に大きな問題です。

これまで、多くの人（特に男性）の価値観や生き方として、「仕事でプロフェッショナルであるということは、家族を犠牲にすること」だと捉えられてきた節があります。カウンセリングを行う中でも、仕事ではプロフェッショナルであっても、家庭でのストレスが悩みとなっている人にも多く出会います。

家族がいるからこそ人はがんばって仕事に励むわけですが、仕事に時間を使い過ぎて家庭への貢献度が少なくなれば、家族の心は離れていってしまいます。頭の中では家族のこ

とを気にかけていると思っていても、それがなかなか伝わらない。パートナーや子どもにとっては「愛情不足」だと感じられてしまったり……。

そんな小さな行き違いが積み重なることによって、家族関係にヒビが入り、あらゆる問題を引き起こす原因になっていきます。気づけば、「家庭は明らかにうまくいっていないが、どうすればいいかわからない。時間もない」という状況に陥っている人が多いのかもしれません。

この問題を解決することなどできるのでしょうか？　実はこうした家庭の問題の原因も、突き詰めていけばやはり心のあり方に行き当たります。

## 長い時間を過ごしても、なぜか「足りない」と感じてしまう理由

私の家庭には子どもが2人いるのですが、主人は「子どもたちが小さい間は子どもの成長を一瞬でも逃さないように、なるべく一緒にいたい」と決めていました。

家で仕事ができるようにし、なるべく毎日、三食一緒に食卓を囲むようにし、できるだけ長い時間を家族と一緒に過ごそうとしていたのです。長女が5歳、長男が3歳のときには、使える時間のほとんどを家族に費やしていました。

しかし不思議なことに、当時の主人の口癖は「もっと子どもたちと一緒にいないと」でした。**いくらともに時間を過ごしても、「まだ足りない、もっと時間を費やさないと」とぼやいていたのです。**

その後、私たちは「心の授業」を受け、初めてその理由がわかりました。

夫の**意識が、まったく今に向いていなかったのです。**当時、夫は会社の経営を挽回しようと奮闘していた時期で、仕事上のストレスは肩に重くのしかかり、意識のほとんどは未来にある状態でした。

「もし今、この額をこのプロジェクトに投資したらどのくらいの利益があり、どのくらいのリスクがあるのか……」「リスクを回避するには……」「もし相手側がこう出たら、俺にはどんな選択肢があるだろう……」このように、彼の頭の中には心の声が駆けめぐっていたのです。食卓を囲んでいるときも上《うわ》の空で、よく目が一点に止まっていました。

私としては、そんな夫の様子を見て、仕事のストレスがいっぱいで大変だから仕方がないことなのだろうと放っておいたのです。

子どもたちが「ダディー、ダディー、聞いてる？」と話しかけているときにはさすがに、「ねえ、戻ってきて〜。子どもたち、あなたに話しかけてるよ？」と、「こちらの世界」に引き戻す、という具合でした。そんな状態では、長女がピンクのチュチュを着てクルクル回っているときも、長男が一生懸命ミニカーのコレクションについて説明しているときも、彼の頭の中にはさまざまな心の声が駆けめぐり、意識は今にありません。子どもと多くの時間を過ごしているようでも、実は彼はそこにいなかったのです。

**今に意識がなければ、いくら時間を過ごしても心のつながりを感じることができず、一瞬一瞬の美しい瞬間を捉えることもできません。**そのために、一緒に過ごしている「時間が少ない」と彼自身の中で感じてしまっていたのです。

しかし、心の授業を学び、夫は激変しました。

子どもと一緒の時間を過ごすときには、100%そこに「いてくれる」ようになったのです。意識が今にあり、家族の目や表情を見て、子どもたちと心でつながることができるようになりました。

私と話すときも目の前にいてくれて、心のつながりを感じられるようになったのです。

**重要なのは、時間の総量ではなく、心を今ここに置くこと**

そう。大事なのは一緒にいる時間の合計ではないのです。たった5分でもいい、10分でもいい、短い時間でも自分の意識が「今」にあり、心でつながっていることが大切なのです。

未来のことを考えて不安やストレスを感じ、過去の出来事を思い出してネガティブな感情に浸っていると、家族と心を通わせることができません。その状態が続くことで、だんだんと家族と自分の間に距離が生まれ始めます。

パートナーとささいなことでケンカをしたり、相手の言動がしつこく記憶に残ったりします。この状態のまま仕事に行っても、「心ここにあらず」の状態。家庭のことがチラチラと頭をよぎり、思うようにはかどりません。

そして、「いまいちだった」仕事のストレスを背負ったまま家に帰宅し、家に帰れば今度は仕事のことを思い出し、意識は未来と過去を行ったり来たりするのです。

**家族といるときは仕事のことを考え、仕事をしているときは家族のことを考える。これでは、どれだけ一生懸命に努力を重ねても状況はよくなりません。**

この負のスパイラルを抜け出す方法はたった1つ。意識を今に戻すことです。

意識を今に持ってきて、家庭にいるときは家族一人ひとりと心でつながろうという意識を持ちます。

たった数分でも、子どもやパートナーが何を感じているか、必要としていることはないか、きちんと感じていくことが大切です。その意識が互いの愛情を確認することにつながり、安心感が生まれます。その安心感が、家庭の平和の源となるのです。

もちろん、仕事も同様です。自分の意識を今に置き、仕事で関わる相手のことをしっかり見て、目の前のやるべきことをこなします。

**今に意識を持ってくるためには、美しい心の状態を保つことを徹底することです。**そして、自分の心が曇ったな、苦悩の状態に入ってしまっているな、と気がついたときには、ここまでに見てきた4つのステップを行ってみてください。

過去や未来のことが気になる、それはなぜなのか？　どんな声が頭の中でぐるぐると回っているのだろう？　そこには、自分がしがみついている「こうあらねばならない」という理想像が必ずあります。

心を美しい状態に戻せば、仕事の成果は格段に上がりやすくなり、家に帰ったときにも、心のつながっているパートナーや子どもたちとの時間を、満足感を持って過ごすことができるのです。

どれだけ忙しくとも関係ありません。家庭と仕事の両立の根本は、時間ではなく、自分の意識のあり方にあるのです。

## 心がつながらなければ、人は満たされない

ところで、今に意識を向けているかどうかは性生活の満足度にも大きく関わってきます。セックスが平凡な行為として終わってしまうこともあれば、時には心がふるえるような感動をともなった素晴らしい経験となることもあります。この違いはいったいどこからくるのでしょうか？

それも、テクニックどうこうの問題ではなく、自分の意識が今ここにあるかどうかの違いです。

心が「美しい状態」で意識が「今ここにある」とき、人は感覚が敏感になり、相手の変化に気づき、心身の距離も自然と縮まります。心が通い合い、たとえいつもと同じシチュエーションだとしても、その体験は喜びに満ちたものとなるのです。

しかし、自分の意識が未来や過去にある場合。たとえば「早くいかなければ」「早くいかせなければ」と将来に意識がいっていたり、「前回はああいうテクニックだったから、今回はこうしよう」、「お風呂に入っておけばよかった」など、意識が過去にある場合には、目

の前の相手を見ていない状態になります。ましてや、仕事のことやあとでやらなくてはいけないことに思いをはせていれば、いくら距離が近くとも心の距離は離れたままです。

苦悩の状態のままでは、何人と関係を持とうとも、どれだけ時間や回数を重ねようとも、本質的な満足感を得ることはできません。

一時的なストレス解消のはけ口にしたり、快感に浸ることはできるかもしれませんが、それは一瞬の麻薬のようなもの。そこにはまればはまるほど、虚しさや孤独は増していきます。

**心がつながらなければ、人は満たされないのです。**心をつなぐには、今に意識を置くこと。今を意識して生きることは、苦悩の心を美しい心に変えるところから始まるのです。

# 完璧であることを求めるのがいかに滑稽であるかを知る

## パートナーとの行き違いをどうするか

出会った頃はときめき、「あばたもえくぼ（欠点さえも長所に見える）」で、どんな瞬間も愛おしく感じるものです。

しかし、時間が経つと同じようにはいかなくなります。パートナーはときめく恋愛の対象ではなく、ともに生活をしていく仲間、という感覚に近くなるでしょうか。

別々の人間がともに暮らせば、食事の好みから日用雑貨の銘柄、休日の過ごし方などの小さな決めごとから、子どもをつくるかつくらないか、子どもの教育方針や引っ越し先、家の選択などの人生の大きな決断まで、お互いがお互いのニーズに合わせて納得いくように決めていく必要があります。

その中で、意見の食い違いやちょっとした行き違い、あるいはささいな一言がお互いを傷つけたりするのはよくあることです。

このときの対処を怠り、不満を抱えたままにしてしまうと、家庭は徐々に「冷戦」の状態に移行していきます。冷戦を放っておくと一緒にいるのが苦しくなり、2人の心身の距離感はさらに広がり、最終的には離婚する・しないという話になっていきます。

## 家庭でのイライラも、原因は自分中心の意識

さまざまなケースがありますが、パートナーとの問題も事の発端は「自分中心の意識（苦悩の状態）」からスタートしています。そして、自分中心の意識が夫婦関係をさらにこじらせる原因になるのです。

私と主人が「心の授業」を学ぶ前、私は時折、主人からの何気ない一言に傷つき、一方的に感情的になることがありました。

特に子どもが学校に行き始めてからは私も主人の仕事を手伝うようになり、夫に対しては「妻」であり「仕事のパートナー」である、という2つの顔を使い分けていく中で苦悩が生まれてきたのです。

子育て、料理、掃除、片づけ、洗濯などをこなすかたわら、夫の会社を手伝うために、簿記、インテリアデザイン、建築資材の発注、セールスなどを同時並行で行っていました。

その中で、私はミスを犯したり、求められるパフォーマンスを発揮できなかったりして、主人に注意される場面があったのです。

これが他の会社で働いているのであれば、すぐに謝って改善しようとするのでしょうが、上司が自分の夫であるため、どうしても「妻」としての意識が出てきてしまいます。

すると、「どうして（妻の私に）そんな言い方をするの？」「私はこんなにがんばっているのにどうして認めてくれないの？」と、夫に対して不信感が出てきて口論になってしまうのです。

そうして私が感情を爆発させると、夫は「将来的にミスを再発させないように言っているだけだ」と、私が怒っていること自体を不思議がるのでした。自分の言い分をわかってもらえない私はますます閉じこもり、夫とは目を合わせないようにして冷戦状態を過ごすのでした。

夫にすれば、仕事で失敗をしたのは私であり、二度と同じことが起こらないように注意するのはあたりまえのことなのです。

しかし、私自身の受け入れ態勢ができていない意識状態（苦悩の状態）では、ちょっとした一言から傷ついてしまいます。

相手からの「言い方がきつかった、ごめん」という言葉があれば解決されることもありますが、その言葉自体がなければ、積もり積もってどこかで修復不可能なまでに関係が破綻してしまうこともあるでしょう。

## 自分の心を美しくすることで、相手の状態に目がいくようになる

そのように、私たち夫婦もささいなことをきっかけにしたケンカを何度か経験しましたが、心の授業を受けてからは解決方法が変わりました。

私のケースでいくと、夫に対して「なぜ妻である私にあんな言い方をするの？」「どうして私の努力を認めてくれないの？」という心の声があり、その苦悩の原因は「完璧な妻になりたい」という理想像にしがみついていたことでした。

そのために、夫から完璧な妻として認められていない、と感じた瞬間に理想像が崩れ、「苦悩の状態」に陥ってしまったのです。

その気づきを得たとき、私自身はこのように思いました。

そもそも人間が四六時中完璧でいることは無理なわけで、仕事で失敗したときにまで完璧な妻として夫に認めてもらおうというのは、なんとバカらしい幻想だろう。

……と、そのように理想像に執着する自分を認めた瞬間、「美しい心の状態」が訪れたのです。

そのとき初めて、なぜ私に対して夫がきつく注意をしたのかと興味を持つことができ、いつもは温厚な夫がなぜ激しい感情をぶつけてきたのかを考える余裕ができたのです。

「（その言い方）いつもと違うけど、どうしたの？」と聞いてみると、夫は経営者として大損害をもたらすかどうかの瀬戸際にいた、ということを打ち明けてくれました。

夫は、私たちに心配をさせないように、問題を1人で背負おうとしていたのです。だから、ちょっとした出来事がきっかけで私に対してきつい言い方になってしまい、それがケンカへと発展してしまったのです。そうして相手の状況を理解することができた瞬間、本質的に夫と心がつながったと感じられるようになりました。

それ以降、口論をしたり、夫の言葉に傷ついたりする場面はどんどん減っていきました。

一度内省をしているので、似たようなパターンに出会うと、まず必ず自分に「また完璧な妻になろうとしていないかな？」と問いかけてみるようにしています。すると、スッとまた美しい心の状態に戻り、相手のことを視野に入れた対応ができるようになったのです。時にはカッとなってしまったり、グサッときてしまったりすることもありますが、それまでのように冷戦状態になるまで問題を放っておくことはなくなり、平和な生活を送れるようになっています。

## 相手に求めるのではなく、自分から心をつなげていく

このように別々の人間同士が共同生活を送るとき、本質的な心のつながりがあるかないかが、その後の関係を大きく左右します。

結婚相手とも仕事の仲間とも、よい関係を継続させるには、お互いが同じ方向を向いて進んでいこうという態勢が必要になります。ビジョンを共有し、同じ目的を持ち、足並みをそろえていかねばなりません。

ところが、本当の心のつながりができていないと、ひとたび互いの状況や環境が変わったときに大きなひずみやすれ違いが起きてしまいます。

たとえばセックスレスの問題も他の悩みと一緒で、**ささいな行き違いから生まれるネガティブな感情や苦悩の感情を解消しなかったために蓄積されてきた結果**でしかありません。

どんな不満も、結局はお互い様であるのですが、しかし、お互いが歩み寄りをしなければ問題はこじれていくばかりです。

相手が自分の気持ちを鎮めてくれるのを待ってみたり、相手が自分の気持ちを和ませてくれたりするよう求めるのではありません。まずは自分の苦悩の状態に気づき、4つのステップを通して悩みの正体を知り、相手と心をつなげていこうとすることが大切なのです。

# 理想のパートナーが見つからない本当の理由

## 「出会いがない」は本当か？

苦悩の状態か、美しい心の状態か。この命題は当然、恋愛にも当てはまります。

たとえば、「出会いがない」というフレーズがありますが、どんな人でも、日常の中ではさまざまな人に出会っているものです。しかし、それらの出会いはカウントされていません。なぜでしょうか？

これはつまり、**「自分の理想に当てはまりそうな人との出会いがない」**ということです。自分にはパートナーの好みがあって、将来のパートナーはこんな人であってほしい、という理想像がつくられている状態だからこそ、こうしたつぶやきが出てくるのです。

見た目、体型、性格、経済力、頭のよさ、ユーモア、男・女らしさ、趣味などの一致……

パートナーにしたい理想像があって、その条件に当てはまる人を探している、ということになります。

仕事で目標設定が大切であるように、自分のパートナーの条件をはっきりさせることは決して悪いことではありません。ただし、**自分の意識が苦悩の状態である場合、理想の相手を手に入れようとするこうした方法は、マイナスに働きます。**

苦悩の状態では、目の前にいる人がいくら才能やユニークさを持った人でも、その人の本当に優れた部分を見ることなく「はい、違いました」となってしまうのです。

たとえるなら工場で行う品質点検の作業のようなもので、自分の理想の型に合わなければポイッと捨て、「はい、次」と選別を繰り返していきます。この作業を繰り返している限り、「自分が探している完璧なパートナーなんてどこにもいないのではないか？」と不安になってきます。

これは未来に意識がいっている状態で、「この人と結婚したらどうなるだろう？」「失敗しないか？」「幸せにしてくれるだろうか？」などという声が、頭の中でぐるぐると回っている状態です。

その奥底には**「結婚を失敗しない、人生の成功者」**という理想像が存在する場合もありますし、**「相手を傷つけない、相手を幸せにできる素晴らしい人」**という理想像が潜んでいる場合もあります。それにしがみつくことで、苦悩の意識状態に陥ってしまい、絶対に失敗できない、と躍起になるのです。

過去に付き合った人と比較をしている場合も同様です。（いい意味でも悪い意味でも）昔付き合っていた人や付き合っていたときの体験が頭にまとわりつき、今回の人はどうだろうか……という状態では、相手を真正面から見て本当のよさを見つけることなどできません。また、将来のことを考えて「結婚したらこの人は……」と考えているときも同様です。

こういう意識状態から結婚をしてしまうと、「こんなはずじゃなかった」という不満が必ず生まれます。ビビッときたはずなのに。運命の人だと思ったのに。そんな思いで相手の非を責め、なぜ選択を間違ってしまったのか、と苦しみ出すのです。

そもそもの話、素晴らしい関係というのはお互いに築いていくものです。「出会い」が大切なのではありません。

お互いに運命の相手だと信じて結婚したとしても、夫婦円満が約束されているわけではありません。人は常に変わり、パートナーも常に変化していきます。まわりの状況も変化していきます。

お互いに人生経験を通して成長していく中で、互いのニーズがかみ合っているか常に確認しあい、お互いにつくり上げていく、というスタンスが大切なのです。

## なぜ結婚したいのか

また何よりも大事なポイントは、自身の結婚願望がどこからきているか、ということに気づけているかどうかです。

「結婚したい」という願望は、世間体からくるのか、親を安心させたいためなのか、友人と比べてそう思ってしまうのか。それとも、パートナーが自分を幸せにしてくれるはず、と考えているのか。

そこで、さらに自分に問いかけてみる必要があります。

## 「結婚したら、自分はどんな人になると考えていますか？」

たとえば、「結婚することでプライベートでも成功した人になりたい」と躍起になっている場合は、苦悩の状態に陥ってしまっている証拠です。

「プライベートで成功した人」になろうと思うがために、（実際にはパートナーすらいなくて）自分が苦しくなるのです。

また、「結婚することで自分に欠けている何かが埋まる」と考えている場合も、苦悩の状態になります。自分に欠けているものを外部要因で埋めようとするのは、無理やり自信をつけたり、ブランド品で身を固めるのと同じことです。

たとえば、「1人では寂しさや孤独が消えないから」相手を求めてしまうという場合。「このパートナーなら自分の孤独を埋めてくれるだろう」……などと期待して一緒になったとしても、やはりそれは苦悩になります。そんな人の心の奥底には、「愛されるべき人」「幸せになるべき人」などの理想像があり、それにしがみつくことから苦悩の状態に陥ってしまいます。

他にも、「カッコいい夫の横に寄り添う幸せそうなセレブ」という理想像にしがみつこうとしている女性も見かけますし、「美しい女性をともなうカッコいい成功者」という理想像にしがみついている男性も見かけます。

どんな理想像を持っていてもいいのですが、理想像にしがみついた苦悩の状態で結婚しようとしては、**自分とこれからの人生を分かち合うパートナーを見極めることもできませ**

**んし、結婚したあとにも素晴らしい関係を維持することはできません。**

心を美しい状態に戻し、パートナーは自分の穴を埋めるものではなく、互いに関係を築いていくものだというスタンスを持つことが重要です。

## 前妻への送金になぜか心が曇る

本城（仮）さんは、コンサルティング会社の経営者です。

「毎日の生活で、心が苦悩の状態になるときはありますか？」と質問すると、彼から出てきた言葉は、「別れた奥さんにお金を送金するときに心が曇る」というものでした。

2人の間に子どもはいませんが、離婚調停の契約として、別れたあと2年間は前妻にお金を送ることを約束したそうです。しかし、実際に送金をするときには毎月憂鬱な気持ちになるというのです。

いったい、彼の中で何が起きているのでしょうか？　4つのステップで内観していきました。

ステップ1で苦悩の状態にあることを確認し、ステップ2で出てきた心の声は、「子どももいないんだし、本当なら彼女に2年間も大金を送金する義務なんかないのに」。一方、「でも彼女は女性だし、働いている女性であるとは言え、男としてしばらくは支援するべきだ」という相反する思考もありました。

さらに、「彼女の家族はとてもいい人たちで、僕のことをかわいがってくれた。でも離婚という形になってしまって残念だ」、「彼女の家族にはきっとよく思われていないんだろうな」といった声が出てきたのです。

これらの声のほとんどが、自分中心の意識であることを確認したあと、では、苦悩の正体はどこにあるかを探していきました。

そこで気づいた理想像は、

**「いい人でありたい（いい人に見られたい）」**

というものでした。

毎月、前妻にお金を払い続ける本城さんですが、このお金は相手側の要求ではなく、本城さん自身で送金すると決めたものだったと言います。

なぜそうしたかといえば、**他人から見た自分が「いい人でありたかったから」なのでし**

**た。**彼女から、また彼女の家族から「結局、別れるなんてひどい人だ」と思われることが苦しかったのです。

それがわかった途端、彼の表情はぱっと明るくなり、「そうだよな、俺、そうかも。いい人になりたかったんだ」と心から納得できたと言います。そしてその瞬間、「離婚という結果になってしまったのは残念だけれど、別に離婚した相手や家族から永遠にいい人に見られようとする必要なんかない」

と、いい人でいようとする理想像から自然と離れることができました。

すると、それからは感情が曇ることもなく、たんたんと送金ができるようになったそうです。元妻の家族に対して「いい人」になれなかったことを悔やむ気持ちも起こらず、彼の心の中に初めて平穏が訪れたのでした。

## 1つの気づきは、あらゆる場面に活きてくる

本城さんはこの気づきを得てからというもの、日常の他の場面でも理想像を手放していきました。

社員に対して優柔不断な態度を取ったり、決断を先延ばしにしたり、自分にとって必要

のない飲み会に行ったり、雰囲気を壊さないために飲みたくもないお酒を飲んだり、義理で遅くまで残っていたり。どれも自分が「いい人に見られたいから」だと気づきました。

今では必要のない飲み会には行かない、飲みたくないなら飲まない、帰りたければ帰る、と誰に臆することなく、（ただし伝え方には配慮をして）相手に失礼のないように退出できるようになったとのことです。

その結果、大切なことだけに時間を費やせるようになり、会社の業績もそれまでよりはるかに高い成長率になったと言います。最近の報告では、過去の1年分の年収を1ヶ月で稼げるようになったということです。

さらに、プライベートでも180度の変化が起こりました。

以前の本城さんは、新しい彼女をつくろうと人に紹介してもらったり、婚活サイトに登録してデートを繰り返したりすることに明け暮れていたそうです。

ゴール達成を繰り返すことで成功してきた彼は、理想の女性像リストをつくり、それに当てはめるかのように次々とデートを繰り返していったのです。

しかし、どんなときも前妻やその家族のことに意識を引っ張られ、それこそ品質点検をするかのように、「はい、これ違う」と出会いを求め続け、デートの回数だけが重なっていきました。

しかし4つのステップを経て、それがいかにビジネスライクに相手の女性を取り扱っている行為だったのかと気がついたそうです。それからは、誰と接するときでも「心を合わせる」ことに気をつけながら人と接するよう意識したと言います。

すると、そのわずか数週間後に彼女ができました。

その相手は、**新しく出会った人ではなく以前からの知り合い。**周囲の人と心を合わせようと心がけていくうちに、すぐそばにいた彼女の魅力を初めて発見することができたそうです。最近の報告では、この彼女と結婚をし、新婚旅行もかねて長期の旅行を計画しているとのことでした。

このように、心を美しい状態に戻していくと、人生のあらゆる面で素晴らしい変化が見られ、同時に自分自身も飛躍的に成長させていくことができます。何にも縛られることなく、自分の人生を選ぶことができるのです。

# 自分の正しさを証明するために生きることをやめる

## 親との関係をバネに努力した成功者、しかし……

カウンセリングをする中でよく出会うケースの1つが、「親との関係がうまくいっていない」「親にコンプレックスがある」と課題を抱える人です。

仕事をバリバリしているプロフェッショナルでも、専業主婦をしている人でも、よく見られるのは「親に厳しくしつけられて育った」というパターンです。

たとえば親が厳しく、幼い頃から肉体的そして精神的に厳しくされてきた人は、「親を見返してやろう」とばかりに努力を重ねていく傾向があります。

「コンプレックスをバネにして努力をしてきた」というタイプですが、その裏にあるのは「自分は親よりも成功している」あるいは「自分は親がつくり上げた完璧な人間である」という理想像です。

高い目標に近づくために他人よりも多く努力するので、一般的に「成功者」と言われているような人には、このようなタイプが多く見られます。

しかし、このような理想像がもとになっている生き方では、**いくら数字で結果を出しても幸福感がともなわず、成功を持続させることができません。**なぜなら、常に肩肘を張って自分のつくり上げた理想像に近づこうとするので、まわりの人と心が通わず、独りよがりに結果を出し続けようとするからです。

しかも、現実に起こる出来事と理想像との間にちょっとでもギャップができると、すぐに苦悩の状態に陥り、頭の中にネガティブな心の声が駆けめぐります。

ところが、当の本人は何に苦しんでいるのか、なぜ苦しんでいるのかがわかりません。自分がしがみついている理想像に気がつかない限り、この苦悩は一生続いてしまうのです。

## 72歳の成功者の苦悩も、親との関係であった

あるとき、ケイシー（仮）さんというアメリカ人女性のカウンセリングを行いました。

彼女は当時72歳で、華々しいキャリアで成功を持ち、財産を築き、プライベートヨット

を所有しており、ハワイの海でクルーズを楽しむことを夫婦の趣味にしている、という方です。夫婦仲もよく、その暮らしぶりは優雅。まわりから見れば悠々自適そのものです。

しかし、ケイシーさんには大きな悩みがありました。それが、**90代になる母親との関係です。**

母親は施設で暮らしているそうなのですが、顔を見せに行くと必ず口論になり、施設をあとにする頃にはいつも自分の心は煮えたぎる憎しみでいっぱいになる、というのです。

話を聞いていくと、彼女は幼少の頃から、母親からありとあらゆる心身的な虐待を受けた思い出を持っていました。母親との対立は絶えず、そのプレッシャーから逃れるために、彼女なりに自立と成功を目指してがんばってきたのです。

彼女は72年の人生の中で、母との対立に辟易し、宗教を学んだり、いろいろなセミナーを受けに行ったりと、心の苦しみから解放されるための術を探してきたのですが、何を試しても関係は改善しなかったと言います。

そんな彼女と4つのステップを行っていきました。

母親のことを考えると憎しみや怒りが湧いてくる、そのため母親とは距離を置いている、という苦悩の状態をまずは確認します。

続いてステップ2では、心の声を見ていきます。

・「なぜ自分があんな目にあったんだろう」
・「なぜ母はあんな人なんだ」
・「なぜ母はこれができないんだ」
・「なぜ母は外見ばかり気にするんだろう」
・「なぜ母は私のようにポジティブになろうとしないんだろう」

といった声が出てきて、**「これまでさまざまなことをしてきたけれど、母は変わってくれない」**と、その状況に苛立ちや絶望を抱えてきたことがわかりました。

では、70年もの間、何が彼女を苦しめてきたのでしょうか？　どんな理想像があったのでしょうか？

彼女を苦しめていた理想像は、

**「母親とはまったく正反対の魅力的な女性」**

というものでした。

このフレーズに出会ったとき、彼女の顔はぱっと輝き、目は愛くるしくクルクルまわり、そして声を出して大笑いしました。涙交じりの大笑いはしばらくの間続き、「だからなのね」とそれまでの苦悩を振り返ったのです。

彼女はこれまで、血のにじむような思いで「母を見返してやる」「母親のようになってたまるか」と努力を重ねてきました。

しかし、どれだけキャリアを積み重ねても、家庭を持っても、母親はケイシーさんを「魅力的な女性である」「成功している女性である」と認めてくれません。わざわざ顔を見せに行っても、母親の口から出るのは相変わらず文句ばかりなのです。

そんな母親を何とか変えたいと、ケイシーさんは必死でした。

「そんな人生じゃろくなものにならないから、(私みたいに)プラス思考で生きたほうがいいよ」と伝えても、聞く耳を持たない母。齢《よわい》90を過ぎてもいまだ変わってくれない母親に辟易し、失望し、あきらめ、そして心が曇ってしまっていたのです。

しかしながら、ケイシーさんが必死に母親を変えようとしていた本当の理由は、自分が「母親とは正反対の魅力的な女性である」という理想像にしがみつき、自分の成功を彼女に証明しようとしてきたからです。

「ほら、私を見てよ。あなたみたいにネガティブじゃないでしょ？　そうすれば人生だって素晴らしいものになるのに。あなたの負けを認めなさいよ」と、叫んでいる状態だったのです。

自分がしがみついていた理想像を発見したケイシーさんは、「努力し、苦労して獲得してきたものが、母親に理解してもらえていない。だから、苦しかったのだ」と気づきました。その瞬間、彼女の表情は子どものようにキラキラし、美しい心に戻ったのです。

そして、ステップ４でこれからの行動について考えてみました。

すると彼女は、「それはもう決まってるわ。こんな理想像にしがみついていたなんてバカバカしいわ。そんなの手放せばいいのよ。今さら母に認められる必要なんてないし！」とケラケラ笑って、足取り軽く帰っていかれました。

その後、母親との関係はどうか尋ねてみたところ、母親自身は以前と変わりなく文句を言ってばかりの人ですが、ケイシーさん自身はそれに左右されることなく、ただ母をありのまま受け入れることができるようになった、と穏やかに、かつチャーミングに話してくれました。

今、多くの人はケイシーさんのように**「誰かに自分の存在を証明するために」成功を勝ち取ろうとしています。**しかし、成功とは誰かに勝つためにするのではありません。また、今までの功績と今の自分の状況を比べて躍起になるものでもありません。

自分は何を成したいのか。美しい心の状態になると、そのことがはっきりとわかるようになり、そのために必要なことを肩肘張らずに、自然とこなしていくことができるようになるのです。

# 物事の継続に必要なのは、意志力ではなく自分の意識状態を確認すること

## ダイエットが続かない本当の理由は

これまで仕事や公私の人間関係などを中心に見てきましたが、心の状態は人の体にも大きな影響を与えます。

近年の健康志向も相まって、ダイエットや健康管理に取り組む人は増えています。運動、マクロビオティック、菜食主義、食事制限、禁酒や禁煙……さまざまな健康法がある中で、実際に健康が改善できる人とそうでない人がいます。一度は成功しても、また時間が経てばすぐに元通り……という経験をした人も多いのではないでしょうか。

なぜ、そうなってしまうのでしょうか？

原因として「意志の弱さ」がよくフォーカスされますが、「意志が弱いからダメ」なので

はありません。**本質的には、自分の意識状態に重きを置いていないから続かない**のです。

なぜタバコを吸いたくなるのか？　なぜ飲み会にいくのか？　なぜ飲み過ぎるのか？　なぜ食べたくないものを口に入れるのか？

その行為をしているときの自分の心の状態に目を向けてみてください。「苦悩の状態」でしているのか、「美しい心の状態」でしているのか、そこに大きなカギがあります。

## 苦悩の状態で身についた習慣から脱する

たとえばタバコを吸うとき、「おいしいな〜、このタバコ！　この肺に煙を入れる感触がたまんない！」など、今の意識状態でタバコを五感で味わっている人はいるでしょうか？　ほとんどいないはずです。

たいていタバコを吸っているときには、将来起きうることをぼんやり考えたり、過去の出来事を考えたりしています。ストレス解消のためにタバコを口にする人もいますが、この場合も意識状態は「苦悩の状態」になっています。

では、お酒を飲むときの自分の心の状態はどうでしょうか？

美しい心の状態でお酒を堪能している場合には問題ありません。意識が今にある状態でおいしいお酒を飲むということであれば、喜びや充実感、幸福感があるでしょう。

しかし、苦悩の状態で口に運ぶお酒は違います。現実から逃れたくて飲むお酒、まわりに流されて飲むお酒、やけ酒……このような苦悩の意識状態でお酒を飲むと、量も知らず知らずのうちに増えていきます。味もわかりません。ただ惰性で飲む、気が紛れる気がするから飲む、ということを繰り返し、強化していってしまうのです。

食事も、もちろん同様です。苦悩の状態で意識を過去や未来に向けながら取る食事は、「ただ食べるための食事」になっています。スマートフォンやパソコンに向かいながら食事をしたり、別のことを考えながらの食事は、「食べた」という感じがしません。

繊細に味わっている状態ではないので、何となく口に運び、味が濃かったり、カロリーの高いものを好むようになります。また、いつでも胃の限界を超えるまで食べようとします。そうでないと、「食べた気がしない」のです。

そうではなく、最近体重が増えているな、最近たるみが気になる、体が重いな、と感じているのなら無意識に物を食べるのではなく、自分が何を口に入れているのかに気づいてください。

昼食をお店で購入するとき、なぜ砂糖がいっぱい入っているパンを選んで買うのか。ま

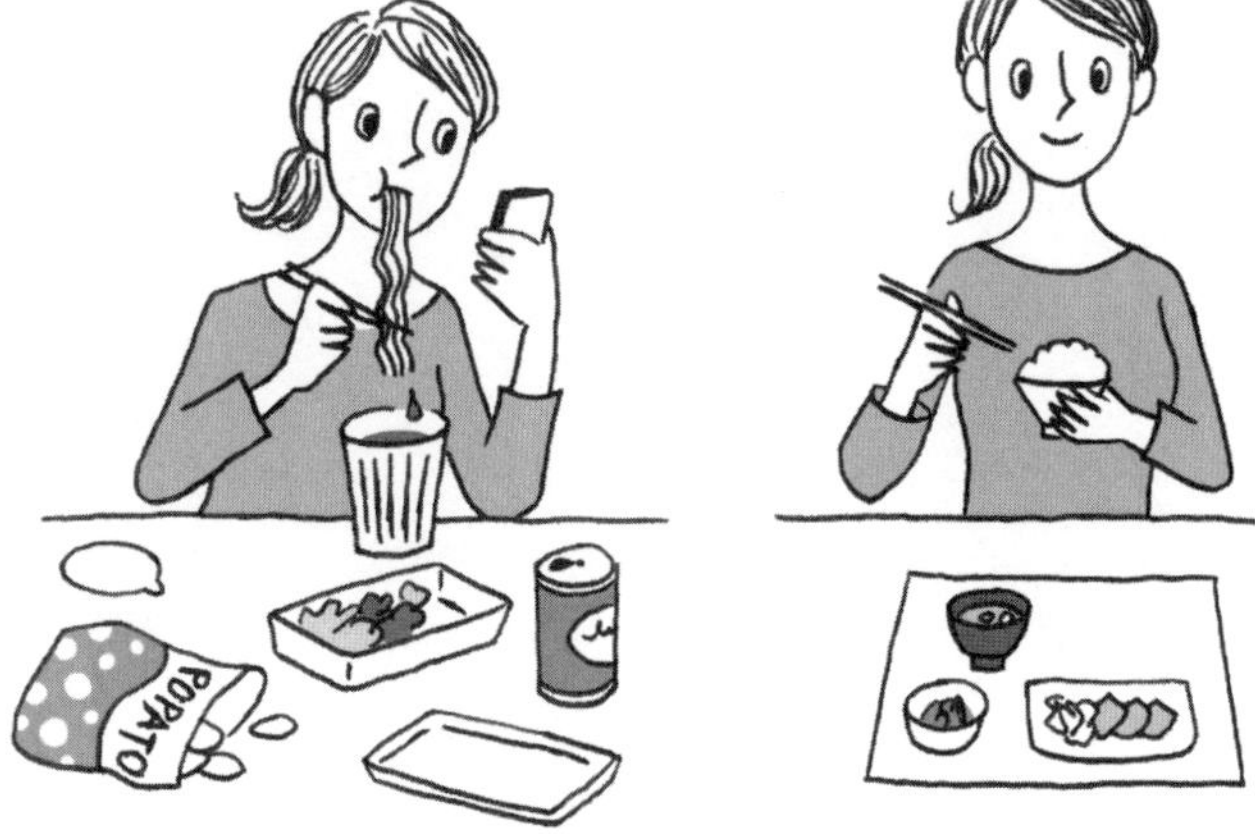


た、油っこくて重たいラーメンがなぜ食べたくなるのか、自分に問いかけてみてください。「何となく食べたくなったから食べる」ではなく、「あれ、何かストレスを感じているかも？」と気づくのです。

口に入れるものが体の中でエネルギーとなり、自分の体の一部になっていくことに意識的になってみます。

**まずは意識状態を美しいものにしなければ、「本当にそれが食べたいのか」わかりません。**

苦しさを紛らわせるための食事をしている限り、ダイエットに成功することはできないのです。

心を美しい状態にすれば、自分が本当に食べたいもの、食べたい量がわかります。自分の体の変化を敏感に感じ取ることができます。自分の頭がはっきりクリアになっているか、体にエネルギーがみなぎっている状態かどうかも感じることができます。

目の前に出された料理に集中してみると、「この野菜はどんな人がつくったのだろうか？」「こんなふうに食材を切れるなんてすごい技術だ」などと、味わいだけでなく感じ方まで変化します。お酒を飲むときも、それまで気づかなかった香りや繊細な味に感動できるかもしれません。

**人生の質は、何かを劇的に変えなくとも高めることができます。**毎日を意識的に過ごし、自分自身の感覚に従って判断し、満足感を得られれば、それだけで幸福な感覚に満ちていくのです。

# 突然の事故や病気による苦悩から脱出することはできるか

どんなに努力してきても、人生何もかも思いどおりにいくとは限りません。自分は何も悪いことはしていないのに……と悔しい思いをすることも、人生の中でこれから絶対にないとは限りません。努力して築き上げてきたキャリアや富を一瞬のうちに失ってしまった人、思いもよらないことから自分や家族が傷つけられてしまったり、天災や事故にあってしまったり、病気にかかってしまったり、愛する人を亡くしたり……。

そんな絶望的な状況の苦悩を解消することはできるのでしょうか？

結論としては、それも「可能」です。

## 突然の不幸に見舞われたフィリピンの夫妻

フィリピンで建築の設計製図工を仕事にしているカルロ（仮）さんと、最愛の妻マリアン（仮）さん。家庭円満、夫婦仲もよい2人です。

人一倍仕事好きなカルロさんは、すべてがうまくいっている、と感じられるほど順風満帆な人生を過ごしていたのですが、そんな矢先のことでした。

マリアンさんに卵巣癌が発見され、卵巣の摘出手術を行うことになりました。命に別状はなく安心したのもつかの間、思いもよらないことが発覚します。

マリアンさんは尿をコントロールすることがまったくできなくなり、常に流れた状態での生活を強いられることになってしまったのです。

これは異常だ、手術が失敗したのでは？　とカルロさんは怒り狂いました。担当医師を訴えようかとも思案しましたが、まずは妻の体が大事だと、さっそく二度目の手術を手配。準備に取りかかりますが、マリアンさんは体の激痛に耐えきれず、手術は延期することに。

その後、満を持して二度目の手術が行われることになったのですが、今度は手術を前にしてマリアンさんの心の状態が崩れてしまったのです。その落ち込みようはひどく、苦しくて先が見えない、というほどでした。

そんなマリアンさんと4つのステップを使ったカウンセリングを行いました。

## 苦悩の正体はどこにある？

まず、第一のステップで苦悩の状態であることを確認。

第二のステップで、彼女の心の声を見ていきます。彼女の頭の中にはこのような思考がありました。

1　また元気になりたい

2　元の体に戻りたい

3　次の入院室のトイレ、壊れていないといいけど（前回の手術ではトイレが壊れて流れず、相当不快な思いをしたそうです）

4　次の入院室、また４人でシェアするの嫌だな

5　またあの激痛に耐えるのなんて嫌だ

6　手術をする病院から入院施設までの凸凹の道のりを、スクーターの横の箱に乗って移動をする激痛を経験したくない

7　今度の手術には、成人した息子にも立ち会ってもらいたい（忙しくて来れないのはわ

かってるけど）

8 今度の手術には、夫にも立ち会ってもらいたい（仕事で忙しくて無理なのはわかってるけど）

9 悲しい

10 家族みんなが幸せであってほしい

11 手術からの回復を待っているとき、誰が家の掃除、洗濯、食事の世話をするのだろう？

12 手術からの回復を待っているとき、誰が（成人した）子どもの世話するのだろうか？

13 誰が夫の世話をするのだろうか？

14 ここから抜け出して、旅行にでも出かけたい

15 おしめをつける生活なんて耐えられない

時折涙を流しながら、それでも一つひとつ確認するように心の声を見ていきました。そしてステップ3で、どれくらいの思考がアイコンシャスであったかという質問に対しては、「80％くらい」と答えてくれました。

そしていよいよ苦悩の核心に迫ります。マリアンさんがどのような女性になりたいとが

んばってきたか想像がつくでしょうか？

「1　また元気になりたい」「2　元の体に戻りたい」「15　おしめをつける生活なんて耐えられない」ということから察するに、**「普通の健康体の人」**ということが見えてきます。病気や事故などで健康を害してしまうと、また元の体に戻りたい、普通の人のように生活していきたいと思うのはあたりまえです。それと同時に**「自分も普通の人のように健康体で人生をまっとうするはず」**という理想像に固執してしまうのです。

ただ、ここで気づいていかなくてはいけないのは、全員が同じように、同じレベルの健康体で人生をまっとうするというのは、現実的な考えではないということです。

人は病気になったり、老いを感じたり、あるいは不意の事故にあったりすることがあります。そんな状況になっても、与えられた体の状態をその都度認めて受け入れながら人生を歩んでいくことが必要なのです。「与えられた体で、自分の人生をマスターする」ことに集中しなくてはなりません。

そんな話をしたあと、マリアンさんはスッキリした顔をしたでしょうか？

答えはノーで、まだ目は涙に濡れていました。

そう、マリアンさんの理想像は1つではなかったのです。

## 家族にとって、自分はどんな存在か

では、他に理想像があるとすれば、それはどんなものなのでしょうか？

「7＋8　今度の手術には成人した息子と夫に立ち会ってもらいたい」「11　手術からの回復を待っているとき、誰が家の掃除や家族の食事を用意するのだろう？」「12　誰が成人している子どもの世話するのだろうか？」という心の声から、こんな理想像が見えてきました。それは、

## 「家族にとって自分は大切な存在である」

というもの。マリアンさんはこれまで、家族のために家事をきっちりこなし、子どもや夫の世話をしながら生活をしてきました。それはすべて「自分は家族にとって大切な存在である」と感じられるように、そう行動していたのです。

だからこそ、成人して他の場所で暮らしている息子の世話（服の用意や食事の支度）も喜んでやったし、手術の翌日にも、体の痛みに苦しみながらも無理をして部屋の掃除をし

ようとしたし、体がきついのに夫の反対を押し切ってまで食事の用意をしようとしたのです。

## 自分で言葉にすることで、理想像を手放すことができる

しかし、マリアンさんはこの理想像を簡単には手放せませんでした。

「体を休めなくてはいけない状況で、本当に家事をする必要がありますか？」と聞くと、「自分が掃除をしなければ、家はボロボロになってしまう」「自分が料理をしなければ、夫や子どもはお腹を空かせて倒れてしまう」と言うのです。

マリアンさんのケースのように、ひどく落ち込んで心に余裕がまったくなくなっている場合、「理想像にしがみついていることをがんとして認められない」ということがあります。

そういうときは、**自分の状況を他人に置き換えてみると考えやすくなります。**

一呼吸置いて、私はマリアンさんにこう聞いてみました。「私も夫と2人の小学生を持つ主婦であり、家事をしています。もしも私が今日死んだとすると、子どもたちは飢えて死んでしまうでしょうか？」と尋ねました。

するとマリアンさんは、「いや、死なないでしょう」とすらりと答えました。そんな彼女

に対して、私はこう食い下がります。

「いいえ、それは違うでしょう。私は子どもたちにとって大切な母親であるし、彼らを愛せるのは私だけだし、彼らの食事を用意できるのは私だけ。私がいなくなったら、必ず彼らは餓死してしまいます！」

そう言うと、彼女はいぶかしがる顔でこう答えました。

「いや、あなたの子どもたちは、いずれ食事のつくり方を学ぶでしょうし、そもそもあなたの夫がつくってくれるから、子どもたちは生きる方法を自分たちで見つけていくわ」

この段階で、マリアンさんの目から涙は消えました。さらに私はこう尋ねます。

「もしも私が今日死んでしまったら、私の夫は食事をすることができずに死んでしまうでしょうか？」

マリアンさんはあたりまえじゃない、とばかりにこう答えました。

「いいえ、あなたの夫は死なないでしょう。自分で食事のつくり方を学ぶか、外に食べに行くかするから大丈夫です」

ここで私は、彼女にたたみかけるように、

「いいえ！　私の夫は絶対に生きていくことができないでしょう。私は彼にとって大切な存在であるはずだし、彼は私がいないと寂しくて悲しくて、きっと死んでしまうでしょう。食事など食べたくなくなって、絶対に生きていけないわ！」

そう言うと、マリアンさんは笑いながらこう答えました。

**「いや、あなたの大切さはそうやって証明されるものじゃないわ」**

そう口にした瞬間、マリアンさんの顔に素晴らしい笑顔が戻りました。

客観的になれたことで理想像への執着に気づき、スッと手放せたのです。病気と闘わなければいけないこんな大切なときにまで、「家族にとって大切な存在だと思われる人になろう」とがんばる必要はない、と認めることができたのです。

カルロさんとマリアンさんは肩を寄せ合い、そのとき初めて、マリアンさんは**自分が必死にがんばらなくても、自分は夫や子どもから愛されている**ことを実感したのです。

マリアンさんは、「健康のまま人生をまっとうする」「家族にとって自分は大切な存在である」という2つの理想像にしがみつき、苦悩していました。そのことがはっきりわかった瞬間、手術に向けて心の用意ができたのです。

Column

# 理想像はいろんな場面で何度でもあらわれる

140ページで紹介した、二代目社長として会社を切り盛りする竹中さん。彼の後日談があります。

竹中さんはカウンセリングから1年後、わざわざハワイにある私の自宅までいらっしゃいました。今回は竹中さんの奥様も同伴です。

あれから社員との心のつながりは深まり、とてもいい関係で毎日を過ごしている、とのことです。食事の仕方も自然と変わったそうで、体型もシュッとして健康的になっていました。意識的に生きられている証拠です。

ただ、「最近モヤモヤする感じがする」とのこと。聞いてみると、新入社員で入ってきた男性が数年もしないうちにうつ病と診断され、社会復帰ができない状態になったとのことでした。

社員一人ひとりを家族の一員として考えている竹中さんは心を痛め、お見舞いに行くとともに、男性の親御さんたちと話をしたり、何かサポートできることはないか思案しているとのことでした。

しかし一方で、彼のうつ病改善をサポートする間、事業を回していくためにも新しい人を招き入れていかなければいけないとのこと。何人かと面接をするのですが、どうしてもモヤモヤして治まらないのだと言います。

彼の心の中ではいったい何が起こっているのでしょうか？

さっそく4つのステップを行っていきました。

モヤモヤした気持ちは苦悩の状態であるから、ステップ1はすぐにクリアです。

ステップ2で15個の心の声を見ていくと、「もしこの人を雇ったら、ちゃんとやってくれるだろうか？」と、新たに雇う方の技量を疑う不安の声もありましたが、徐々に聞こえてきたのはこんな声でした。


「もしまた、この人もうつ病になったらどうしよう……」


そこで、竹中さんに聞いてみました。

「どんな理想像にしがみついていると思いますか？　竹中さんは、どんな人になりたいと思っていますか？」

すると彼は、**「やっぱり、自分の父親です」**と恥ずかしそうに答えました。

1年前のセッションでは、「父親のように、攻めも守りもこなす偉大な経営者でなければならない」という理想像が原因で、社員に対して苛立っていたのですが、今回は**「父親のように（子どもをサポートしてあげられる人）になりたい」**という理想像が、新しい社員の面接に影響を与えていたのです。

社員がうつ病などになって苦しんでいることは（父親代わりになっているはずの）自分の技量が問われているということ。つまり父親失格、という状況が竹中さんを苦しめているのでした。

このように、理想像は「まさかこんなところでも」というような、まったく違うシチュエーションでもあらわれてくることが多々あります。

苦悩の状態になったなと思った瞬間、ぜひ4つのステップを試してみてください。根本の原因は同じであるということに気づけると、苦悩する時間はどんどん少なくなっていき、よりよい選択をしていくことができます。

その後、竹中さんは気後れすることなく新しい社員を迎え入れる態勢をつくることができました。そして病気になってしまった社員に対しては「またよくなったら、いつでも帰って来て」と励ましのエールを送っているとのことでした。

# 第4章

# しがみついている理想像に気づくには

How to move into a Beautiful State

# 私たちが抱えている理想像には傾向がある

## 意識しなければ理想像には気づけない

さて、ここまで4つのステップで苦悩を解消する方法について見てきました。

この章では、4つのステップの中でも核心である第三のステップ「苦悩の正体を特定する（しがみついている理想像に気づく）」方法について、掘り下げていきたいと思います。

この第三のステップがきちんとできるようになれば、苦悩の状態は必ず解消できます。

しかし、「しがみついている理想像」は、ほとんどの場合、自分が無意識的につくり上げてきたものです。「無意識」のうちにできているために、気づくのが非常に困難です。

つまり、**「そうする（そう考える）のはあたりまえ」だと、自分が疑いの余地なく感じていることの裏に理想像が潜んでいる場合が多く、表面的な思考ではなかなかたどり着きづ**

らいのです。

## 50%は成功者になりたい、価値のある人間である、という理想像

私たちがしがみついている理想像には、今回紹介した以外にもさまざまな例があるのですが、ここでは、これまで私がカウンセリングしてきた中で多く見られる理想像について紹介していきましょう。

次のページの表が、そのまとめとなります。

まず、もっとも多いのが「成功者でありたい」という理想像です。次に「自分は価値のある人間である」がきて、そのあとに「いい人でありたい」「自分は賢い」「完璧な夫／妻、親／子、男／女」でありたい」……と続きます。

2017年から2018年にかけての1年間で行ってきた個人カウンセリングの結果を調べてみると、「キャリアでの成功者でありたい」「自分は価値のある人間である」という理想像は合わせると約50%で、2人に1人くらいが抱えている苦悩の正体でした。

「これほど恵まれている人がなぜ苦悩する必要があるのだろう?」と周囲が思うような人であっても「成功者でなければいけない」「自分には価値がある（人に認められなければい

一般的な理想像の傾向

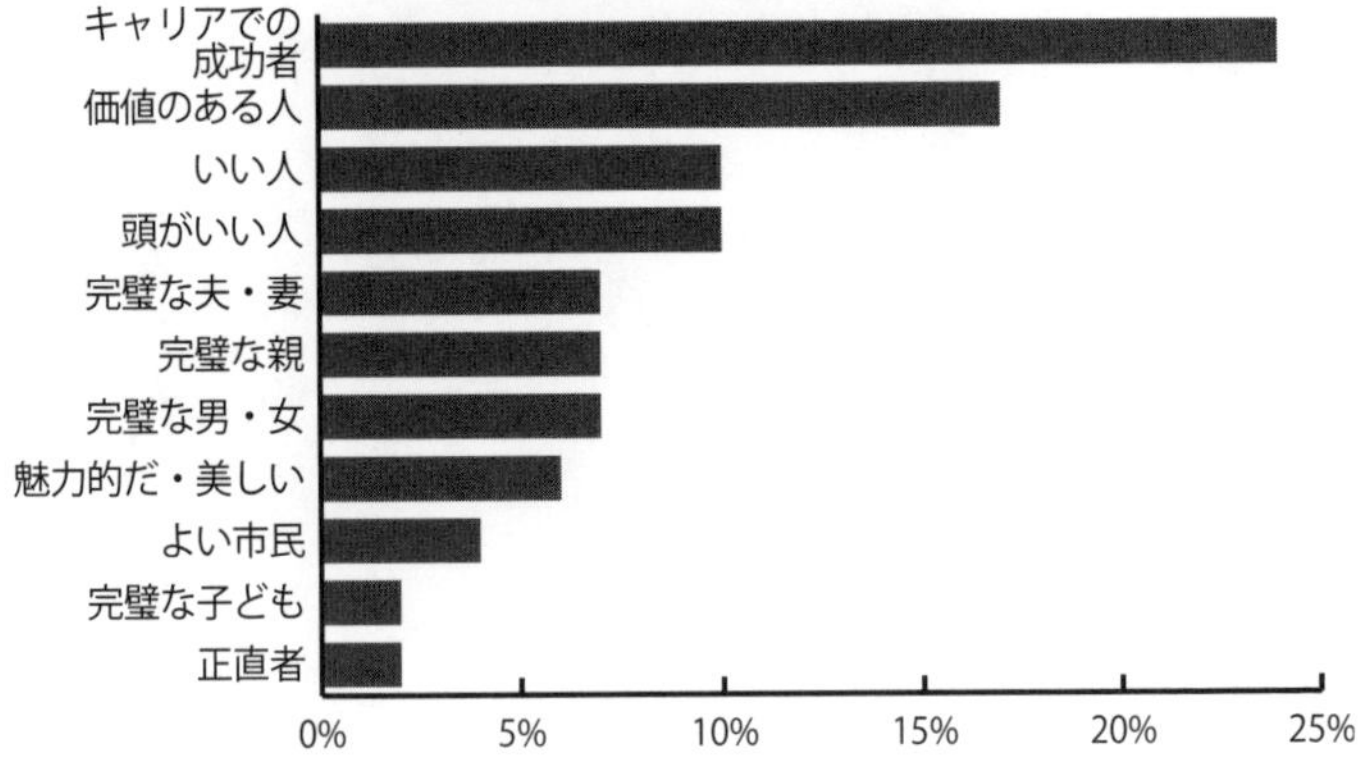


けない）」と、常に葛藤しています。

本書で紹介してきた実例でも、その多くが「自分は成功者である」という理想像が原因となっていました。

**すべては過去の体験から生まれている**

これらの理想像は、過去の経験からつくられているものです。

その体験も実は重なるところが多く、

・「子ども時代に親から満足のいく愛情を与えてもらえなかった（寂しかった）」

・「競争社会の中で、受験や就職で勝ち組であることを求められた（そうでないと認めてもらえなかった）」

といった経験が大きく作用して、理想像をつくり上げていることが多くあります。親子関係での経験がもっとも代表的な要因で、次に幼少期や学生時代の体験が続きます。

親に厳しく叱られた、痛い思いをした、だからこんな嫌な思いをしないようにがんばろうと「成功者」になれるように努力する。あるいは、クラスメートにいじめられた、無視し続けられている、悔しい、という経験から「価値のある人」という理想像をつくる。また、憧れのスターのようになりたいと願望を抱き、「輝く人」というイメージに沿えるようにがんばる……というように、自分の中に複数の理想像があるのです。

そうした理想を掲げること自体がいけないのかといえば、そうではありません。人は理想を持つからこそ、そのために努力をし、自分の満足のいく人生を実現していけます。

しかしながら、理想像に必要以上にしがみついているときに、苦悩の状態に入ってしまうのです。

## 物理的に不可能な理想像を掲げていないか？

たとえば「私は若い」という認識を持ち、それをモットーにすることは問題ありません。

自分は若いという認識があるからこそ、運動にも難しい問題にもチャレンジし続け、生き生きと活動をしようとがんばれる面もあります。

しかし、「若く見られなければいけない」という理想像にしがみつくと、あるとき誰かから「あれ、頭の後ろが薄くなってきたんじゃない？」と言われたときなどに、グサッときてしまいます。

「俺の頭が薄いなんてありえない！　隠さなければ！」と必要以上に気にして対策を打とうとしてみたり、一方で頭の薄さを指摘してきた人への恨みが渦巻いたりするのです。そして同時に、「俺はもう男としてダメなのかもしれない……」という悶々とした悩みも生まれるのです。

しかし、「若く見られなければいけない」という理想像にしがみついていたのだと気づいた途端、すべての苦悩は解けていきます。

「それまで悩んでいたのは何だったんだろう？」と拍子抜けするくらい肩の力が抜け、「だから今までつらかったのか」と素直に感じられるのです。

「俺もいい年なんだし、老けるのはあたりまえだ」と受け入れることができ、「頭の後ろが薄いね」と言われたとしても、「そうなんだよね〜、最近薄くなってきてさぁ」とさらりと流すことができます。

**物理的に叶えることのできない理想にとらわれ、必要以上に抗《あらが》うから苦しいのです。**

ほうれい線やしわを必要以上に気にする若い女性や、白髪などの老いていく体の変化に必要以上に逆らっている人などは、いったい自分はどんな人になろうとしているのか、一度振り返ってみるといいと思います。

そうすることで、ありのままの自分を受け入れることができ、自然と美しい笑顔が生まれ、人生に希望を持って生きていけるようになります。

本章では、そんな理想像を発見していくためのコツをいくつか紹介していきます。

# 理想像を特定した瞬間に訪れるのは驚くほどの納得感と目から鱗《うろこ》の衝撃である

## どんな言葉で理想像を表現するかが重要である

おさらいになりますが、4つのステップでは、ステップ1で自分は苦悩の状態であると気づき（認め）、ステップ2では苦悩の状態で聞こえてくる心の声（ゴースト）を見つけます。ここでは、心の声を15個以上挙げ、深層意識からの声を拾い上げていくことが重要なポイントでした。

このステップ2までは、多くの人が実践できることだと思います。問題は、本章のテーマであるステップ3です。

ステップ3では、ステップ2で拾い上げた心の声のほとんどが自分中心の意識（アイコンシャス）から生まれているものだと認め、では、なぜその苦悩が生まれているのか、本当の正体（しがみついている理想像）を特定します。

ここで重要なのは、どんな言葉でその理想像を表現するかということです。心の声をもとにして自分のしがみついている理想像を分析していくとき、「こんな理想像ではないかなぁ？」と予想がついていきます。

しかし、最初は「その理想像が、果たして本当に自分がしがみついているものなのかどうかわからない」と不安に感じることもあるでしょう。

きっと、こんな感じの理想像にしがみついているんだろうけど、本当にそうなんだろうか？　そんな疑問を払拭し、確信を持って理想像を見つけるには、どうすればよいのでしょうか？

## 理想像か否かは、体感でわかるもの

特定した理想像が、本当に自分の苦悩の原因なのかどうか。見極めるのは実はとても簡単です。なぜならば、その理想像を発見した瞬間に、今までの苦悩がウソのように消え、自然と美しい心の状態に戻ることができるからです。

いざその理想像を自分で言葉にしたときの感覚を見てみればよいのです。

しがみついている理想像を見つけた瞬間というのは、本当に「目から鱗」のような感覚があります。「あ、だからか!」と**思わず膝を打つような瞬間(英語で言うAha Moment)が訪れ、そんな理想像にしがみつくことへのバカバカしさに気づく**のです。

それまで苦悩していたのがウソだったように心がクリアな状態になっていき、心の中で繰り返されてきた自分への批判、他人へのネガティブな感情がみるみる消え、むしろ「ありがとう」と言いたくなるような肯定的な感覚に満ちていきます。

自分をガチガチに縛っていた鎖がほどける感覚、電撃が走るようなイメージです。またそれと同時に、肩の力が抜け、すーっと霧が晴れたかのように目の前がクリアになります。

そんな感覚を得られる理想像こそが、苦悩を生み出している本物の理想像です。

## 理想像は1つとは限らないことに注意

たとえば、自分でステップ3をやってみたときに「〝○○でありたい〟という理想像に私はしがみついているのかもしれないけど、これが真実なのかなぁ……」と感じているとき。

理想像を具体的な言葉にしてみても、**問題解決していないような感覚や、どんよりした感覚が残った場合は、まだ他に理想像が潜んでいます。**

私たちが持つ理想像は1つとは限りません。人によっては2〜3個の理想像に同時にしがみつき、苦悩していることが多々あるのです。

また、苦悩のきっかけになった事柄や相手のことを考えたときに、まだ心の中がイライラしていたり、相手のことを許せていない感覚が残るなら、それはまだ苦悩の根源になる理想像をすべて発見できていない、という証拠です。

そんなときには、**またステップ2に戻ってみてください。**

列挙した心の声をもう一度、一つひとつ見ていき、そこに理想像を探すキーワードがないかどうか考えてみます。

「自分はどんな人になりたいと思っているのかな？」と探してみるのです。

それでもわからない場合は、まだ頭の中に潜んでいる心の声をすべて捕まえていないということです。理想像を発見する鍵となる心の声が、他にも頭の中に潜んでいるのです。再度絞り出すように、心の声を挙げてみましょう。

事例で紹介してきた人たちがそうであったように、しがみついている理想像を発見したとき、人は瞬間的に「あ、これだ！」と感じることができます。パズルのピースがぴったりとはまり、価値観が逆転するかのような感覚です。

そこには、**「この理想像を手放すと自分が自分でなくなるのでは？」という恐れなど一切発生しません。**とにかく、ラクになるのです。

すると、自然とステップ４に移ることができ、自分が何をすべきかわかります。そして、まわりの人のこともよくわかるようになり、自分の置かれた状況まではっきりとわかってきます。

## しっくりこなければ、表現を変えてみる

前項では「自分は成功者である」という理想像が多いとお伝えしましたが、この「成功者」であるという理想像の定義も、人によって感覚的に違ってくることがあり、その具体的な表現はさまざまです。

・例　父親のように人から慕われる男
・例　何歳になっても若い女性にモテるカッコいい男
・例　ジェームス・ボンド（憧れの俳優）のような渋い男
・例　自分の母親のような、家庭を守る優しい女性

・例　自分1人で生きられる自立した女性
・例　成功者に愛される美しい女性
・例　親とは正反対の、誰もが認める成功者
・例　コーチングの先生のように人を救い、高めてあげられる頼もしい人
・例　スポーツも勉強も仕事も、何でもできる完璧な人

このように、ただの「成功者」といっても、それぞれ個人で定義が違い、ニュアンスが微妙に違うこともあれば、独特の「成功者像」をつくり上げている人もいます。

そのため表現を変えながら、自分にとってしっくりくる理想像を探してみると、うまく見つけられることもあります。

理想像は探し出すまでは苦労することもあるかもしれませんが、一度自分が目指してきた理想の姿を見つけてしまえば、その後は「またいつもの理想像にとらわれそうになっているぞ」と簡単に軌道修正を行うことができます。

# 人に言われて「イラッ」とすることに理想像を見つけるヒントがある

## 心が乱れるのはなぜかを考察してみる

もう1つ、しがみついている理想像を特定するためのヒントをお伝えしておきましょう。

それは、**「自分が人に言われて心が乱れる言葉」の裏に、自分がしがみついている理想像があるということです。**

30代の本田（仮）さんという男性のケースです。

彼は幼いときから父親が嫌いで、つい最近までほとんど口もきかなかったと言います。不潔な父が嫌いで、自分はそうならないように、身なりや食べ方を清潔にすることに気をつかう。父と同じように地方にいるのが嫌なので、東京に出ることを決意する。大手企業に勤める父が嫌いなので、ベンチャー企業で働く……という具合です。

そんなふうに、父親の逆を行くようなスタイルで人生を送ってきた結果、20代にして業界でトップクラスの実績を残すことができました。しかし、心の中では常に「自分の人生はこれで本当によかったのか？」「本当は何をしたいのか？」といった苦悩がつきまとってきたと言います。

そんな彼に、４つのステップを実践してもらいました。

第二のステップで上がってきたのは、

・「仕事が本当は好きじゃない」
・「何歳までこの仕事をしなければいけないのか？」
・「でも一番でありたい」
・「何で認めてくれないんだ」
・「結果を出し続けられるか不安だ」

といった心の声でした。

もともと分析的な人なので、本田さんは第三のステップに移行する前に、自分の理想像はおそらく「人に認められたい」というようなものだろうと予想をしていたと言います。

実際に分析をしていくと、出てきた理想像は「人に認められたい」「誰よりも人に愛されたい」「自分は特別である」といったものだったのですが、どれもしっくりこなかったと言います。

というのも、それらが**自分の理想像だとして、しかし、捨て方がわからない。理想像を目にしても、依然として心は苦悩の状態のままなのです。**

これはつまり、彼にとっての理想像は「人に認められたい」「自分は特別である」「誰よりも愛されたい」とは違うものである、ということになります。

本当の理想像に出会った瞬間というのは、もっと衝撃的で「目から鱗」の感覚です。

## 友人の一言がきっかけで理想像に気づく

そんな彼が自分の理想像に気づいたのは、友人の何気ない一言がきっかけでした。

「今、こんな仕事をしているんだけど……」と仕事の話題になったとき、ふと相手から「へぇ～、いいじゃん！　大人になれるね！」と言われそうです。

「大人になれるね」と言われた瞬間、無性に「イラッ」とするものを感じたという本田さん。しかし、理想像について何となくしっくり感じていなかった本田さんは、「なぜイライラしたのだろうか？」と、あらためて4つのステップを行ってみたと言います。すると、ある理想像にたどり着きました。

それが、

## 「大人になりたい」

というものでした。

成功者になりたかったわけでも、人に認められたかったわけでも、目立ちたかったわけでもなく、彼は「大人になりたい」という理想を掲げていたことに気づいたのです。その瞬間、今までの自分の生き方、最近の心が乱れる瞬間、すべてが一致し、氷解していったというのです。

話を聞いてみると、本田さんももともとはひょうきんな子どもで、人を笑わせるのが大好きだったと言います。しかし、両親とのある出来事がきっかけで大人びた言動をするようになり、できる子どもを演じるようになったそうです。

自分でも気づかないうちに「クールで、知的で、何でもできる大人である」という理想像を抱き、学生時代から大人たちに囲まれて仕事をし、周囲からも「若いのにしっかりしているね」と言われるようになりました。

しかし、本田さんの本心は、それが窮屈でたまらなかったのです。「大人であらねばならない」という理想像と、実際の年齢のギャップが、彼を苦悩させていました。

その苦悩が、「大人になりたい」という理想像から生まれているものだと気づいた瞬間、すべてに納得がいったと言うのです。

心は自然と美しい状態に戻り、ステップ4に移りました。

彼の選んだ行動は、「大人でなくてもいい」と自分に言い聞かせることでした。この大人でなくてもいい、というのは、子どもに還る、ということではありません。「私は、私のままでいいのだ」と肯定することにしたそうです。

すると、知らないことは知らないと言えるようになり、自分のこれからの仕事の方向性もクリアに見えてきたと言います。さらには、父親などの家族とも人間として向き合えるようになり、育ててくれたことへの感謝が生まれ、ありのままを肯定できるようになってきたと報告してくれました。

## 理想像を探すためのヒントとなる質問

このように、理想像は「自分が思ってもいなかった」ことであるケースがほとんどです。思ってもみなかったものであるからこそ驚き、しかし、妙な納得感があります。

**思ってもみなかったこと、というのは、言い換えれば「無意識であった」ということのあらわれです。** 無意識で行っていることに気づき、なぜ無意識だったのかを知り、その上で意識的な行動に変えていくということが、4つのステップの本質になります。

なお次のリストは、しがみついている理想像を見つけるときに考えていただきたいポイントです。ぜひ、ヒントにしてみてください。

**［しがみついている理想像を探すためのヒント］**

- **最近人に言われて傷ついた、イラッとした一言はありますか？**
- **なぜ、傷ついた、あるいはイラッとしたと思いますか？**
- **あなたが、許せないこと（人）はどんなものですか？**

・なぜ、許せないのだと思いますか？
・頭の中に駆けめぐる心の声を聞いていくとき、どんな考えが一番自分を悲しくさせますか？
・自分の心の声の中で、どんな考えが自分を激しく動揺させますか？
・親なども含めて、憧れている人、あるいは嫌いだ（こうなりたくない）と思っている人はいますか？
・その理由は、何ですか？

# 「美しい心の状態で生きていく」と決めることからすべては始まる

## 無意識ではなく、意識的に生きる

ここまで「4つのステップ」の実践方法を見てきました。

**心を美しい状態に戻すことは、すべてが「意識的に生きる」ことにつながります。**

私たちのあらゆる行動は、ほとんどが無意識に行われています。朝起きてから夜眠るまで、意識的に選択している行動は少ししかありません。

たとえばコロンビア大学のシーナ・アイエンガー教授の研究によると、人は1日に平均70の選択をしていますが、そのうちの90％は無意識に行われていると言います。

つまり、行動のほとんどが無意識に（なかば自動的に）行われているので、感情にふりまわされ、他人にふりまわされ、しかし、ほとんどが無意識による行動なので、なぜそうなるのかが理解できないのです。

4つのステップを行っていくときにまず重要なのは、できる限り意識的になり、無意識で行っている多くの選択や行動に気づくことです。

**無意識に行っていることに気づいたときに、苦悩の心の状態のままでいるのではなく、美しい心の状態になると初めて選択できるようになります。**

そして、「自分は美しい心の状態でいたい」と決意することで、「今は美しい心の状態かどうか」と意識的になり、日々の小さな選択（決断）・行動が変わってくるのです。

## ワンコンシャスになると感じる圧倒的な安心感

第1章で、心が苦悩の状態であるとき、私たちの意識は「アイコンシャス（自分中心の意識状態）」になっているとお伝えしました。

心に余裕がないために、すべて「自分（私）」というフィルターを通して、「私の物」「私の家」「私の家族」「私の仕事」「私のお金」……と世界を（無意識のうちに）見て、行動してしまいます。すべての行動が自分主体になるので、人と調和できず、なかなかいい結果につながりません。結果が出たとしても、長続きしないのです。

一方、心が美しい状態に戻ったとき、私たちの意識は「ワンコンシャス」になっていきます。

**ワンコンシャスとは、「すべては1つである」という意識であり、より簡単に言うと、たくさんの人との関わりの中で自分は生きている、という意識状態**です。

この意識状態になると、世の中はすべてが関連し合って（つながって）いることが素直にわかり、家族や職場など周囲の人への感謝や、彼らへの協力が自然とできるようになります。そこに損得勘定はありません。

ワンコンシャスでいるときの感覚を一言でいえば、「圧倒的な安心感」です。**「自分は自分のままでいていいのだ」と、ゆるぎない本当の自信を得られます。**それはたとえるなら、母親の胸に抱かれている赤ちゃんのような感覚です。

だから、背伸びしてカッコつける必要もなければ、自分は成功者であるとアピールする必要もなく、自分を卑下することもありません。自分に欠けているものを埋めようとしなくてもいいし、人をうらやんで落ち込むこともない、自分のしたいこともはっきりとわかり、今目の前にある幸福に目を向けることもできます。

なぜそうなるのかといえば、自分の主観的な視点ではなく、もっと大きな視点で物事を捉えられるようになるからです。

「私」というフィルターを通して世の中を見るのではなく、世界の中の一部として自分は存在している、とフォーカスを変えて行動をしていくと、いかに自分中心の意識にこだわることが無意味で儚《はかな》いことかがわかります。

**物事の本質がつかみやすくなり、意地を張ってがんばるのではなく、自然と自分がしたいことのために努力をしていける**のです。

そのような美しい心の状態になれたとき、ありとあらゆる物事が本当の意味で見え始め、意識的に生きていくこともできるようになってくるのです。

「無意識」でいることに気づき、「美しい心の状態」で生きていくと決める。そうすることで、美しい心の状態でいる時間はどんどん長くなっていき、どんな苦境にあっても、心を平穏に保つことができます。

第5章

# 心をメンテナンスするためのメディテーション

How to move into a Beautiful State

# 1日10分のメディテーションで心が美しい状態に向かいやすくする

## メディテーションを行う意味とは

さて、ここまで4つのステップで苦悩を解消する方法について見てきました。苦悩していると気づいたときには4つのステップを行い、苦悩の正体を特定することで心を美しい状態に戻すことができます。

最後の章では、この美しい心の状態をより長く保つための方法として、自宅でできるメディテーション（瞑想のワーク）を紹介しましょう。

そもそも、メディテーションとは何でしょうか？

メディテーションと一口に言っても、世の中にはさまざまな方法があり、数分で終わるものから、長いものでは1時間以上かかるものまであります。

その細かいやり方は教える先生や培われた文化、目的などによって違うのですが、どのメディテーションも3つの要素で成り立っています。

それは、

1 目を閉じて
2 座って
3 意識を集中させる

というたった3つのことです。簡単に言えば、「何もしないで座る」こと。思考を鎮め、今に意識を集中し、心の状態を美しく整えていくために、メディテーションは行われます。

しかし、いつでも忙しく、情報が目まぐるしく行き交う社会で生きる私たちにとって、「じっとして何も考えるな」と言われても、そう簡単にはいきません。

心が美しい状態でない限りは、思考は過去にいき、将来にいき、ぐるぐると心の声が駆けめぐるでしょう。座って目をつぶっている間に、さまざまなことを思い出し、考え出してしまうかもしれません。

**メディテーションを習慣にすることによって、自分の意識がどこにあるのか確認することができるのです。**

## 本書で紹介する2つのメディテーション

本書で紹介するメディテーションは2種類で、1つは10分で終わるもの。もう1つはわずか1分で終わる簡単なものです。

10分のものは「マルヒアメディテーション」といって、心を美しい状態にリセットするためのもの。忙しい人でも簡単に取り組めるメディテーションです。1分のものは「短時間メディテーション」で、集中力を引き出す際に有効なものになります。

4つのステップを行っていく際、また日々のコンディショニング方法としてこれらを組み合わせていくことで、自分の心の状態を素早く把握し、苦悩している場合には美しい状態へと戻すことができます。

web上に動画も用意していますので、ぜひ合わせて参考にしてみてください。

# 心を整える習慣をつくる マルヒアメディテーション

## マルヒアメディテーション Maluhia Meditation（所要時間10分〜）

では、さっそく見ていきましょう。

まずは、所要時間約10分のマルヒアメディテーションです。最初に1セット10回の深呼吸を3セット行って呼吸を整え、その後、心の中をのぞいていきます。

自分の心を美しい状態へとリセットすることが目的であり、心が落ち着き、頭がスッキリとし、ビジョンがクリアになっていきます。

思考をクリアにできるので、毎朝、起きたらすぐに行うのが理想ですが、時間が取れなかった場合は日中に行っても構いません。また、家でメディテーションをするのは家族がいて難しいという方は、オフィスでもよいでしょう。

## マルヒアメディテーションのやり方

1　呼吸1セット目・・・「目を閉じて深呼吸」

背筋を伸ばし、あぐらをかいて座る。あぐらが難しい場合は椅子でもよい。手のひらは膝の上に置く（上に向けても、膝にかぶせてもOK）。

目を閉じて鼻からゆっくり息を吸い、ゆっくりと吐く。これを10回繰り返す。

2　呼吸2セット目・・・「体をゆらしながら深呼吸」

もう一度、深い呼吸を10回繰り返す。このとき、前後に軽く傾けるように。吸うときに上体を少しだけ後ろに引き、吐くときは前に上体を傾ける。大きくではなく、脳が傾いたな、と感じるくらいの、ほんの軽い傾きでよい。

3　呼吸3セット目・・・「あ・え・い・お・うの呼吸」

息を吸い、今度は吐くときに「あ」「え」「い」「お」「う」と声を出していく。「あぁぁぁぁぁ……」と声を響かせながら息を吐き切り、また息を吸い、吐くときに「えぇぇぇぇえぇ……」。次は「いぃぃぃぃぃぃぃ……」「おぉぉぉぉぉぉ……」「うぅぅぅぅぅぅ……」と続く。実際に声に出すのが一番だが、難しい場合は心の中で唱えても可。2セット、合計10回の呼吸を行う。

※これは禅仏教をもとにした超禅寺（ハワイにある臨済宗の寺院）で教えられているテクニックで、どのような国籍の人も親しめるように、英語やスペイン語、日本語にも共通する母音（a・e・i・o・u）を唱えながら、脳の中枢を刺激していくというものです。

4　目を閉じたまま、空間を見つめる（約1分）

元の自然な呼吸に戻し、目を閉じたまま、目の前の空間に意識を集中させる。約1分ほど行う。

5　心の状態を確認する

最後に、心の状態を確認する。美しい心の状態にある場合は、自然と感謝、充実感、喜び、平穏を感じるので、それをしっかりと味わい、「今日も1日美しい心の状態で生活しよう」と決意し、メディテーションを終える。

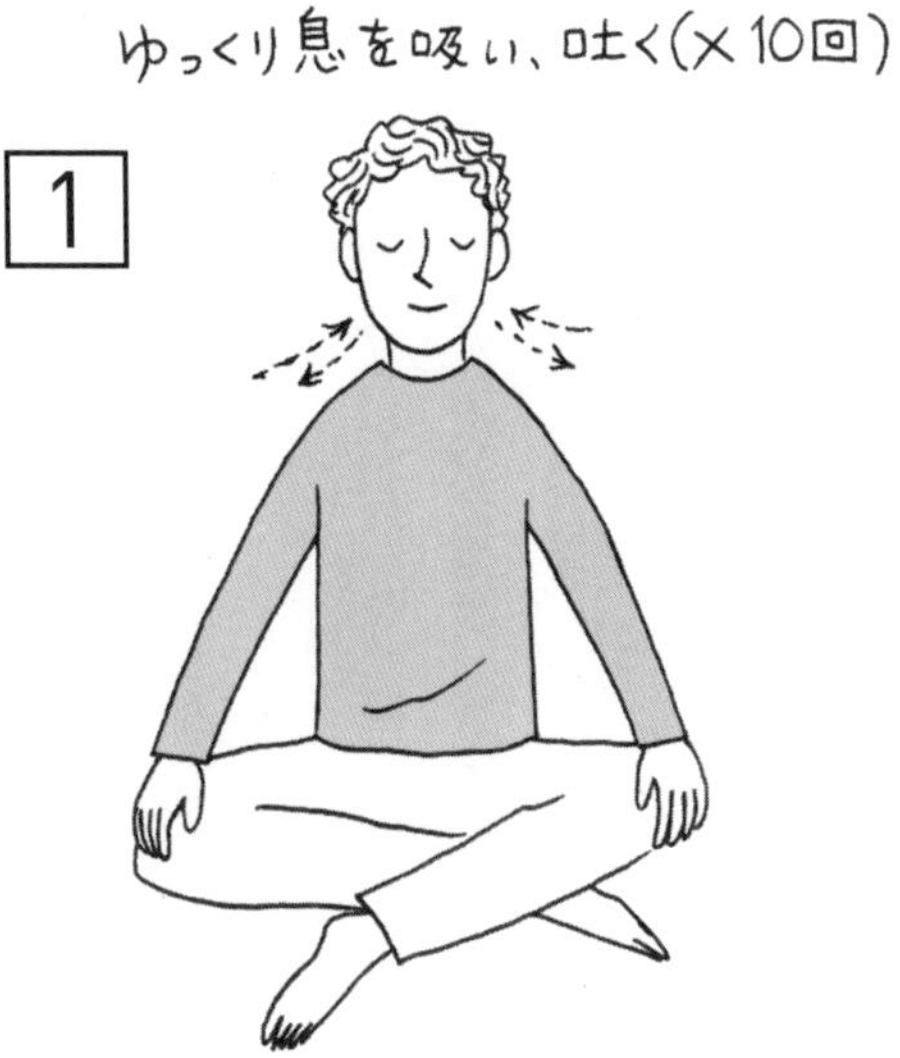
ゆっくり息を吸い、吐く(×10回)
1

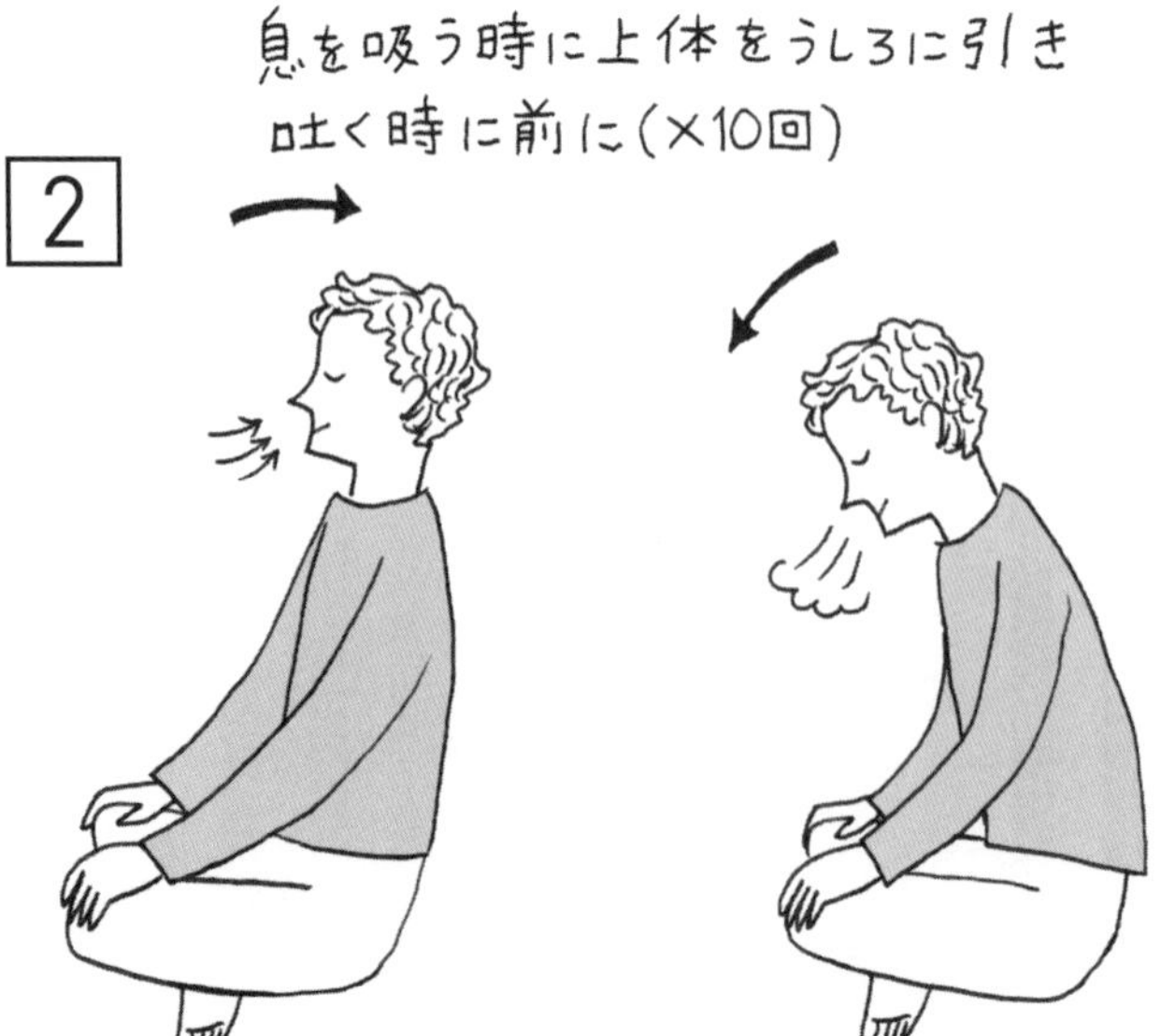
息を吸う時に上体をうしろに引き
吐く時に前に(×10回)
2

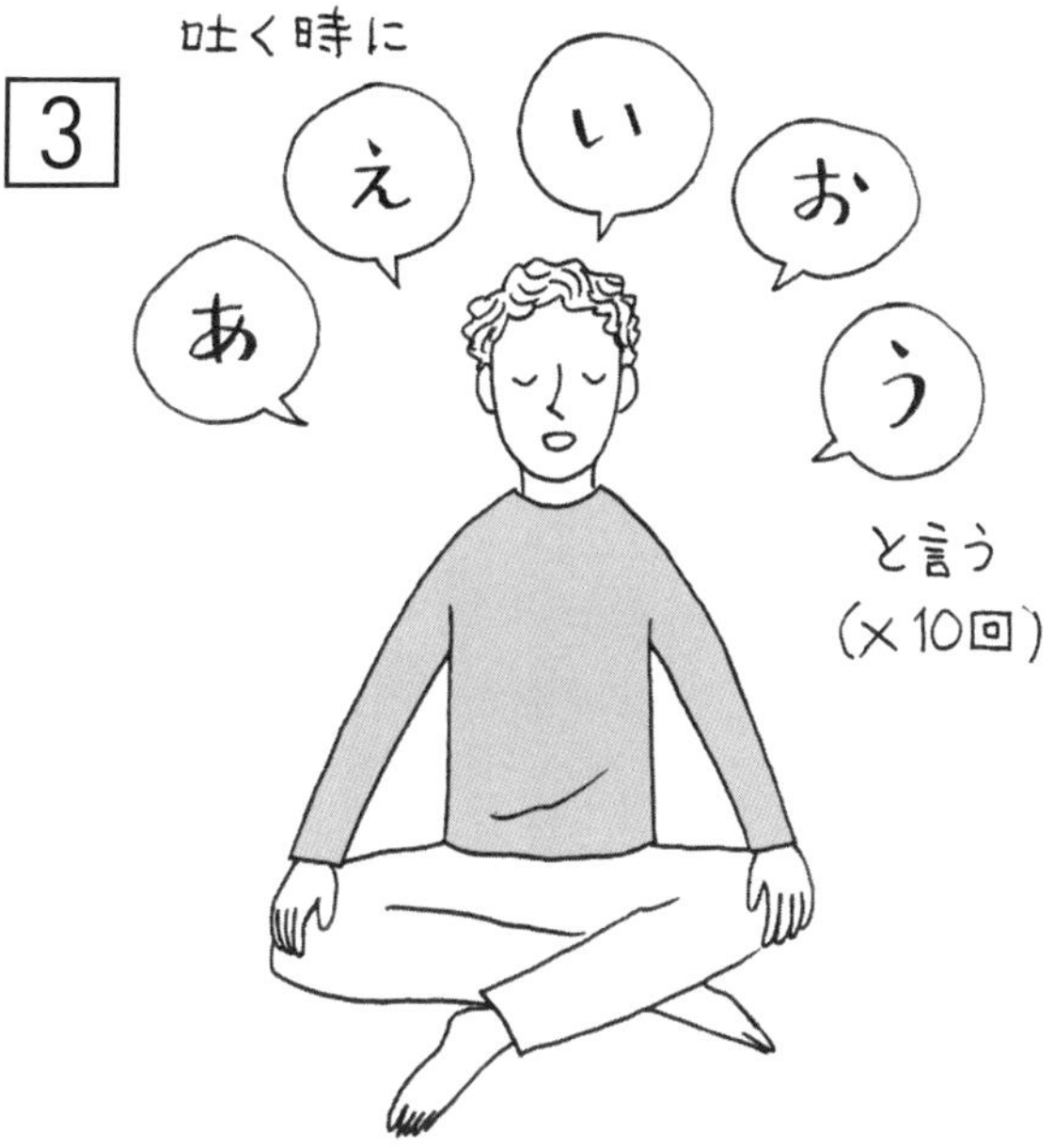
3
吐く時に
あ
え
い
お
う
と言う
(×10回)

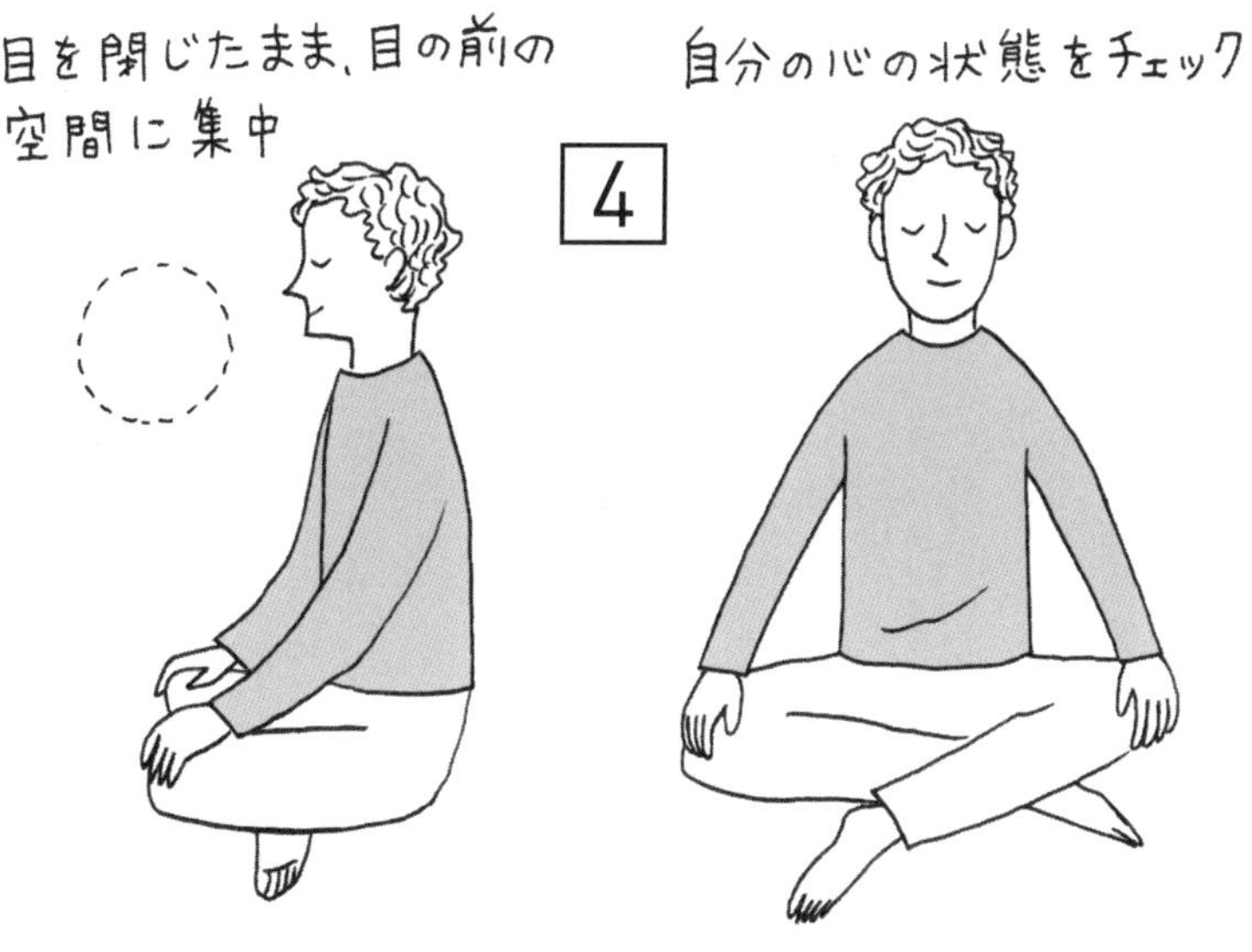
目を閉じたまま、目の前の
空間に集中
4
自分の心の状態をチェック

一方、苦悩の状態にあるときには、過去や将来に対する心の声やイメージが出てくるので、どのようなことが駆けめぐっているか一つひとつ見ていく。

ここから4つのステップを行うのが理想だが、時間がないときにはまずはここまで。時間を見つけて、なるべく早く苦悩の状態を解消する。

**出てくる感情や思考は、消さない、入らない、ただ見つめる**

以上がマルヒアメディテーションの方法です。ゆっくりやっても10分ほどで終えることができます。

**注意点としては、メディテーションをしているときにネガティブな感情、イメージが出てきても、それを消そうとしないことです。**消そうとすると、思考はどんどんあらわれてきます。まずはそっと見つめることから始めてください。

どのような思考か見つめ、そして流す。また違う思考があらわれたら、また見つめて、手放す、ということを繰り返していってください。思考を流す、手放すというのは、どんどんあらわれる思考の奥に深く入っていかない、ということです。**まずどんな考えがあるか認めてあげて、その後、また呼吸に意識を戻せばいいのです。**

たとえば「あ、そろそろ子どもが起きるかも」という考えが浮かんできたとします。そんなときは「考えるな！」と消そう、消そう、とするのではなく、自分の思考を見つめるのです。「あ、子どものことを考えているな」と認めてあげます。そして、また自分の呼吸に集中するのです。

このように、どのような思考が出てきたのか見つめて、認めてから呼吸に戻ることで手放すことができます。

ただし、思考に入りこんでしまってはいけません。

「子どもが起きるかも。子どもが起きたらうるさくなるな。子どもが起きたらメディテーションができないな。朝ごはん何にしよう。今日は何曜日だっけ。っていうか、今何時だろう……」などと、思考に深入りしないようにしてください。思考が入ってきたら、見つめて、呼吸に意識を戻すだけです。

ガイドつきのメディテーション動画をYouTubeに用意したので、よろしければ利用してみてください。

**マルヒアメディテーションの**
**やり方を説明した動画**

https://youtu.be/v2e3qPwzfSw

**ガイド付き**
**マルヒアメディテーションの動画**

https://youtu.be/YwYAC2qeex4

# パフォーマンスを引き出す1分間メディテーション

**職場でも家庭でも集中力がほしいときに**

もう1つのメディテーションは、1分間で終わるごく短時間のものです。会議やミーティングの前、プライベートではデートの前など、ここはハズせないというときに行い、よりよいパフォーマンスを引き出すことを目的としています。

**会議室までのエレベーターの中でも、トイレの中などでも構いません。このメディテーションの場合は、立ったまま行ってもOKです。**

目を閉じて、3回ゆっくりと深呼吸を行う、というシンプルなものですが、意識を最高潮に持っていくためのルーティンとして活用してみてください。プロスポーツ選手、芸術家、ダンサーなどが自然にしている動作でもあります。

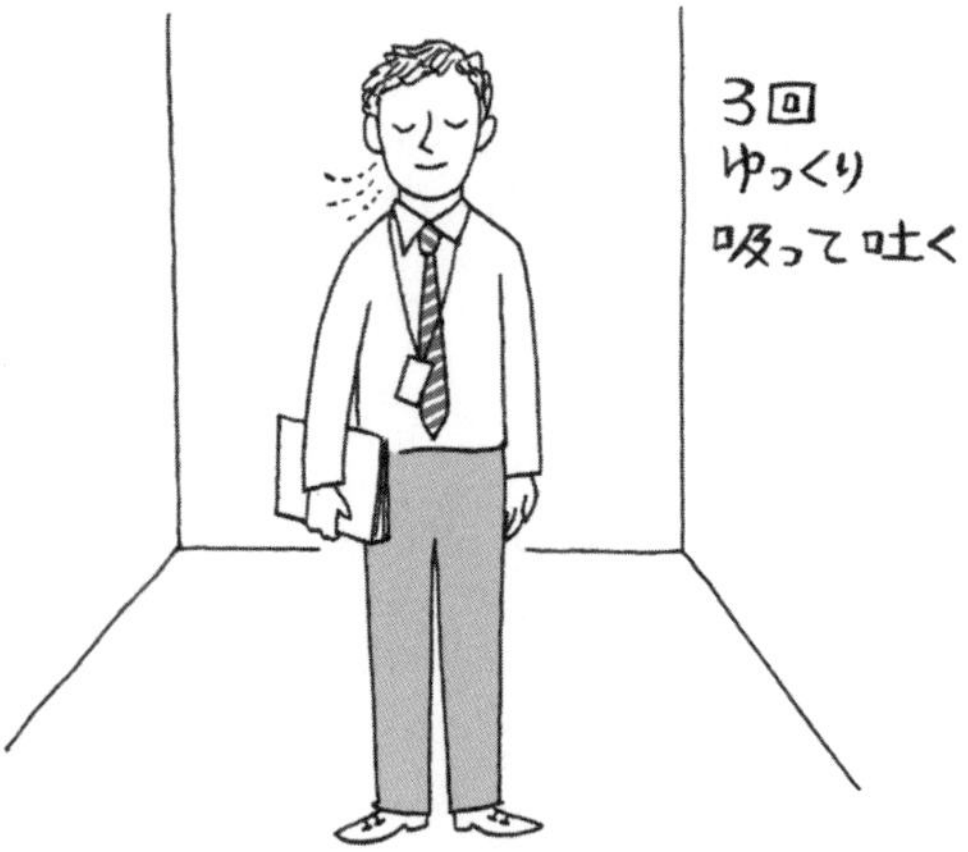


「相手と心を合わせる」ことに集中して臨む

**やり方**

1　1人になり、目を閉じる。

2　3回ゆっくりと息を吸い、息を吐く。

3　「相手と心でつながっている自分」「心を合わせている自分」をイメージし、目を開ける。

大事なのは「相手と心でつながっている」「心を合わせる」という意識です。

自分の考えを押しつけたり、自分を大きく見せようとするのではなく、**相手が何を必要としているのか、何を求めているのかに集中します。**相手の立場をふまえたアイデアなどが生まれ、自然といい結果に結びつきます。

# 苦悩に襲われたときには、衝動で動かず、4つのステップに移行する

## 衝動的に行動しないことが重要である

最後に、日常の中でネガティブな感情に出会ったときの対処法を紹介しましょう。

結論としては、ネガティブな感情が出てくるのは苦悩の状態になっていることの証ですから、**できるだけ早く4つのステップを行うことです。**

鍋にふたをするように、ネガティブな感情自体を押し込み、見えないふりをしてはいけません。それでは苦悩は増していくばかりなのです。

たとえば、部下がミスをしたという場合。

「何度も注意していたのに、何も聞いていなかった」という場合などは、怒りもこみ上げてくるかもしれません。相手を責める気持ちを抑えられず、すぐに部下を呼び出して怒鳴

りそうになるかもしれません。

そんなときには、頭に血が上る、手が震える、お腹の中がズシリと重たくなる、胃にキリリと痛みを感じる、といった感覚が生じます。そのような自分の中に起こる感覚に意識を向け、「あ、今苦悩の状態にあるな」と気づいてください。

「あのとき忠告したのに」、「あんなに注意したのに」、「私の話を聞いていない」……と、さまざまな声が駆けめぐると思いますが、**何か行動を起こす前に、まずは一呼吸置いてください。**自分をその場から離す、というのもとてもよい方法です。

**1分だけでも外の空気を吸いに行く、トイレに駆け込む、というのでもよいでしょう。行動を起こすとき、決断を下すときには「美しい心の状態でのみ行う」ことを徹底**してください。

自分の時間を持ち、自分の思考を意識すると、頭の中の思考がいかに自分中心の意識から生まれているものか気がつくはずです。苦悩の状態にまかせて動くのではなく、なぜ、そのような苦悩が生まれてくるのか、しっかりと見つめてみましょう。

今回、「4つのステップ」を行うための動画も用意しましたので、合わせて参考にしてみてください。

## 4つのステップの知恵
## 解説動画

https://youtu.be/EIFuiOGtVXI

# おわりに

「人生での本当の成功とは、幸せとは何だろう？」

そんな疑問を一気に解消してくれるような、「こう生きれば間違いない」という絶対的な指針（ビジョン）や生き方の答えを教えてくれるかもしれない……。私たちは大きな期待を抱いて心の授業に参加しました。ところが心の授業で学んだのは、「万人に共通する人生の答えなどない」という事実でした。

億万長者でも、有名ＣＥＯでも、芸能人やアスリートでも、日本人でも外国人でも、人と比較をした上で、勝った・負けたを競ったところに真の幸福はない。合理的に、ムダなく過ごしていく人生だけが幸せにつながるわけでもない。「ここまできたら幸せ、成功なんだよ」という評価軸など世界のどこにもないことを知りました。

何を手に入れたとしても、自分の心と向き合わないことには幸福な人生は始まらない、ということを学んだのです。

そうして自分の心に意識を向けることの重要性を知り、「４つのステップ」を実践するようになると、毎日が新しい発見に満ちています。

本編でもお伝えしたように、悩みの奥底に潜んでいる自分の理想像に気がついた瞬間には、大きな驚きとともに感動すら覚えます。まるで、その瞬間は時間が止まったかのような感覚に陥り、苦悩が解けてゆくのです。

そのとき私たちがたどり着くのは、実は子どもの頃に明日のことなど考えもせずに、目の前のことに夢中になって過ごしていた、そんな生き方なのかもしれません。人生の答えとは、各々がさまざまな経験を経ながら、最終的には本来の自分のあり方を思い出すことで初めて見つかるものなのかもしれない、そう感じるようになりました。

このような素晴らしい学びの機会を与えてくださったワンワールドアカデミー創設者のクリシュナジ、プリータジをはじめとした教師陣のみなさま、私たちを育ててくださったすべてのみなさま、そして、アイデアを出版という形で発信できる機会をくださったみなさま、今までご縁をいただいたすべての方に心からの感謝を申し上げます。

1人でも多くの方の心が美しい状態で、かけがえのない、大切な〝今、そして〝今日〟という時間を過ごしていただくことを心より願っております。

2018年11月　Nami Barden　河合克仁

# *Special Thanks*

お世話になってきた方々に、特別な感謝を込めて

Cheena & Stephen Murphy-Shigematsu
Jennifer R. Barden
Masumi & Adil Nurgozhin
Mitori Lewis
Yoshie Huffman
相場 純夫
泉 愛
江上 隆夫
岡村 正雄、良子
加瀬 元三郎
苅部 初江＆克子 先生
黒川 将大
黒沢 勉
小林 正弥
繁田 一江＆Justin
城下 哲太
鈴木 暁
たかもり くみこ
谷本 裕英
西森 郁代
芳賀 恵巳
長谷川 淳史
目崎 英樹
渡辺 雅司

私たちがご縁をいただいたすべての皆様
※敬称略

〈著者略歴〉

**Nami Barden**（ナミ・バーデン）

プロのバレエダンサーになることを目指し、17歳の時にモナコのプリンセスグレースバレエアカデミーに留学し、その後パリの日仏芸術舞踊学校へ。しかし20歳で人生の方向転換を決意し、大学に進学。米国コロラド州のフォートルイス大学ビジネス専攻を首席で卒業する。東京の外資系企業で働いた後にハワイのリテール企業に就職。結婚と出産を経て、夫の投資系会社と不動産会社の業務を手伝うかたわら、ワンワールドアカデミーのトランスフォーマー（メディテーション&WISDOM講師）として2015年から2018年まで活動。現在は「意識的（コンシャス）に生きる方法」を広めるべく、経営者、弁護士、大学講師、医療関係者、投資家、アスリート、芸術家、主婦、学生、病院の患者など、世界中のクライアントを対象にセミナーや個人カウンセリングを行っている。

**河合克仁**（かわい・かつひと）

愛知県豊橋市生まれ。筑波大学体育専門学群卒業後、人材教育コンサルティング企業に入社。営業・コンサルタントとして、歴代最高の営業記録樹立をはじめ、社長賞、MVPなどの社内表彰も多数。2014年に独立。価値観が多様化する現代で活躍する真のリーダー育成を目指す、株式会社アクティビスタを設立。グローバル企業から100年企業向けの組織開発支援や、中高校生向けのキャリアキャンプといった人財開発支援に情熱を注ぐ。2015年より筑波大学で非常勤講師としてキャリア教育の授業を担当。また、2016年からは内閣府地域活性化伝道師に就任し、企業と連携して人材採用や育成を通した地方創生の活動も推進。国内外で活躍の場を広げている。

『世界中の億万長者がたどりつく「心」の授業』ホームページ
http://kokoronojyugyo.com

**世界中の億万長者がたどりつく「心」の授業**

---

2018年　12月13日　第1刷発行

著　者――Nami Barden・河合克仁
発行者――徳留 慶太郎
発行所――株式会社すばる舎
〒170-0013　東京都豊島区東池袋3-9-7 東池袋織本ビル
TEL　03-3981-8651（代表）　03-3981-0767（営業部）
振替　00140-7-116563
URL　http://www.subarusya.jp/
装　丁――西垂水 敦（krran）
印　刷――図書印刷株式会社

---

落丁・乱丁本はお取り替えいたします

ISBN978-4-7991-0770-6